Acupuntura
Inflamación y Conducta

Editorial PNA.

ISBN: 9781086021950
Sello: Independently published
Propiedad Intelectual. Prof. Juan Pablo Moltó Ripoll.
Instituto Español de Acupuntura Científica y Psiconeuroacupuntura.
www.psiconeuroacupuntura.com

Índice:

Prologo. Dra Rosalía Amelia Díaz Rojas.
Introducción
Capítulo 1. La Visión sistémica como modelo integrativo
1.1 La Psiconeuroinmunoendocrinología y la Acupuntura Científica

Capítulo 2. Las teorías de la depresión
2.1 Teoría monoaminérgica
2.1.1 La enzima IDO. Idolamina 2-3diogenasa
2.2 Teoría de la disfunción del eje hipotálamo-hipófisis-adrenal
2.2.1 Alteración del receptor de glucocorticoide
2.3 Hipótesis neurotrófica
2.3.1 El factor de crecimiento cerebral. BDNF

Capítulo 3. Teoría inflamatoria
3.1 Neuroinflamación
3.1.1 La microglia y la neuroinflamación
3.2 Las citocinas
3.3 El estrés y la inflamación
3.4 Síntesis de estas teorías

Capítulo 4. La teoría china y el sistema psiconeurinmunoendocríno

Capítulo 5. La Neuroinmunoendocrino modulación
5.1 Los puntos de acupuntura en la Neuroinmunomodulación: MNIE
5.2 Modulación Neurológica: neuromodulación
5.2.1 Modulación humoral
5.2.1.1 Espacios de Pischinger
5.2.2 Modulación nerviosa y su relación con el dolor
5.2.2.1 EL reflejo axonal
5.3 La modulación inmunológica
5.3.1 Sistema inmunológico y reflejo inflamatorio len relación con el sistema nervioso
5.3.1.1 Vía colinérgica antiinflamatoria
5.3.1.2 Reflejo antiinflamatorio

5.4 Modulación endocrina: endocrinomodulación

Capítulo 6. La inflamación como modelo de conducta
6.1 Conducta de enfermedad

Capítulo 7. La inflamación crónica desde la Medicina China
7.1 Xu yin-falso calor: Calor crónico
7.1.1 Aumento de la tensión
7.1.2 Aumento de la inflamación
7.1.3 Aparato gastrointestinal

Capítulo 8. Marcadores inflamatorios

8.1 Indicadores cualitativos de los patrones

Capítulo 9. Abordajes desde la Acupuntura Científica
9.1 Sistema autónomo y su modulación
9.1.1 Nervio vago
9.1.1.1 Nervio vago a nivel sistémico
9.1.1.2 Nervio vago a nivel del yang de Bazo
9.1.1.3 Nervio vago y el Shen, corazón
9.1.1.4 Nervio vago a nivel del riñón
9.1.1.5 Nervio vago a nivel antiinflamatorio
9.1.1.6 Nervio vago a nivel del Chong mai
9.2 Ciclo medio día media noche
9.3 Acetilcolina
9.4 Modulación del reflejo vagal con acupuntura
9.5 La técnica propuesta
9.6 El factor de crecimiento cerebral. BDNF
9.6.1 Acupuntura en la neurogénesis
9.6.2 Neurogénesis relacionada con los puntos de Acupuntura
9.7 Mecanismos neurofisiológicos de la neurogénesis producidos por la acupuntura
9.8 Mecanismos que explican el componente psicobiológico de estos resultados
9.9 La hipótesis
9.10 Puntos antiinflamatorios

9.11 La Acupuntura Científica y la liberación de Acetilcolina
9.12 Indolaminda-serotonina y Acupuntura

Capítulo 10. La conducta de enfermedad asociada a los patrones

10.1 Las insuficiencias de yin
10.2 Falso yang o falso calor
10.3 Distonia xu yin de Corazón
10.4 Distonia xu yin de Hígado
10.5 Distonia xu yin de Riñón

Capítulo 11. Modulación de los patrones

11.1 Wu xing
11.2 Modulación neurovegetativa
11.3 Modulación Neuroendócrina

Dedicatoria

Este trabajo surge de largas horas de charlas acompañadas de mate, en la preciosa ciudad de Rosario (Argentina), recuerdo como si fuera ayer mis charlas con el Dr. Lucas Raspall. (Psiquiatra) hablando del como la psiquiatría biológica estaba dando un giro en su visión por la enfermedad mental. Ahí nos encontrábamos los dos, un psiquiatra muy humanista y un acupuntor muy sistémico. Siempre me impulso para que dirigiera mi trabajo al proceso de la modulación inflamatoria, de esas conversaciones sale la idea central de este libro, pues rápido me di cuenta por mi fijación con todo aquello que tenga que ver con lo mental/Shen que este campo estaba por explorar en el ámbito de la conducta y su relación con la acupuntura. Por otro lado, la Dra Rosalinda (México) me ayudo a corregir y a mejorar este libro que con su ayuda y sus notas sin la menor duda alcanzaran el nivel que se merece. Siguiendo en México no puedo olvidar la aportación en este caso sobre asuntos sistémicos de la Dra. Esperanza Van Lie, a la cual agradezco mucho su apoyo y sus comentarios en este complejo entramado llamado sistema y que se expresa como vida, y por último y no por ello menos importante, en este libro debo de nombrar a mi colega y amigo el Lic. Lisandro Morel, pues su conocimiento en fascias ha enriquecido directa o indirectamente mis conocimientos en este asunto.

A mis amigos y alumnos que aguantan mi obsesión por mi trabajo, a la Universidad Estatal del Valle de Ecatepec (México) por permitirme dictar mis cursos y desarrollar mis programas en (México) a la Universidad Gran Rosario (Argentina) por lo mismo. Y sobre todo al equipo del Instituto Español de Acupuntura Científica y Psiconeuroacupuntura, por su apoyo tanto en lo personal como en la financiación de nuestras investigaciones.

Prólogo

Todas las emociones son una sobrexcitación de redes neuronales de las cuales parten un porcentaje muy importante de las aproximadamente 2100 desiciones que tomamos en un día, por lo cual seguir considerando que la esfera emocional de un paciente es poco importante representa un fallo contundente en el abordaje médico de un individuo, independientemente del juicio social o incluso del juicio del profesional de la salud sobre la gravedad del detonante ya que hoy día sabemos que la reacción biológica del cuerpo con respecto a una emoción difiere de un individuo a otro.

Esa palabra "de moda"; estrés, con tantos matices y expresiones debe ser una palabra entendida a la perfección por cualquier profesional de la salud, ya que se encuentra detrás de todos los procesos inflamatorios de nuestro cuerpo. Una persona sometida a estrés prolongado, léase prolongado durante más de 6 horas, tiene como primera manifestación bioquímica la elevación de los niveles de cortisol, y de las primeras manifestaciones clínicas la pérdida de memoria a corto plazo; hasta hace poco simplemente lo denominábamos "distracción". De las 100 mil millones de neuronas aptas para el buen funcionamiento cerebral con las que nacemos, vamos perdiendo cada día una buena cantidad de ellas consecuencia del proceso natural de envejecimiento, exacerbado por nuestros malos hábitos de vida, y por tanto, la neuroquímica de nuestro cerebro se modifica, teniendo como resultado procesos patológicos generadores de cambios en nuestra conducta.

Ahora sabemos que la empatía y la intuición con respecto a las intenciones de otro individuo tiene anatomía, la célula efectora de la empatía se llama neurona especular, estas son neuronas bimodales mayormente evolucionadas y flexibles en el ser humano, comparativamente con otras especies como los monos, mostrando la necesidad de mayores habilidades sociales en nuestra especie. Las mujeres somos más empáticas y emotivas pues tenemos 25% más grande el giro del cíngulo. Estas neuronas y sus interacciones son las responsables de que lloremos al ver una película triste, o de que al ver una persona bostezar nosotros tengamos la misma reacción por ejemplo, aunado a que posteriormente el hipocampo realiza una memoria emotiva, podemos recordar con mayor facilidad aquellas experiencias cargadas de mayor emotividad; y más aún si la emoción es negativa; las mujeres también poseen un hipocampo de mayor tamaño, esta es la razón del porqué la memoria emotiva es tan marcada. Pero más alla de eso, estas neuronas tienen una implicación fundamental en los pacientes con autismo.

Y si bien estas neuronas tienen esta función tan importante, ¿qué importancia crees que tengan durante los primeros años de vida de un individuo? Es ya sabido que hacia el final de una gestación y durante los primeros años de vida sucede una arborización y numerosas sinápsis para la interconección neuronal la cual se remodelará permanentemente a lo largo de la vida a través de diversos estímulos generando la denominada neuroplasticidad. Los primeros comportamientos en el ser humano e incluso la introducción al lenguaje se favorecen de este sistema, y a pesar de que a lo largo de la vida irá ajustando sus comportamientos de acuerdo a su escala de valores, los parámetros comparativos de correcto e incorrecto estarán instaurados en los primeros años atraves de la interpretación de estas neuronas; el sistema de imitación.

La segunda etapa clave en la vida de un ser humano es de los 8 a los 12 años, en latinoamérica podría ir de los 7 a los 14 años. Durante esta etapa aprendemos para su posterior repetición parámetros conductuales determinantes en nuestro comportamiento social, sobre todo si hablamos de violencia; si estamos expuestos a violencia durante esta etapa, nuestra amígdala cerebral crece, pero también sabemos que una de las prácticas que reduce el tamaño de la amígdala cerebral en estos pacientes durante su adultez, es la meditación (investigación corroborada a través de la práctica de mindfullness). Los individuos expuestos a violencia en esta etapa de la vida tienen una maduración neuronal más rápida; la corteza prefrontal (para la toma de desiciones) conecta a edades más tempranas (el promedio son los 25 años en una persona no expuesta a violencia).

La depresión en los hombres por ejemplo se expresa de manera muy distinta que en las mujeres; el género masculino expresa irritabilidad y agresividad en algunos casos ante esta situación y si tomamos en cuenta que la edad de presentación de esta enfermedad es cada vez menor, debería ser de nuestro interés entender la fisiopatología de estas enfermedades, su relación con la epigenética y con el entorno biopsicosocial, así como las alternativas terapéuticas que actualmente se ofrecen, pues esto determina la conducta de un ser humano y las interacciones que como sociedad tenemos. Debemos recordar que el inicio de una reacción emotiva se da en la amigdalá cerebral, la cual es de mayor tamaño en los hombres, y contiene su plenitud neuroquímica alrededor de los 25 años, si la depresión se presenta en esta etapa, la agresividad es más marcada, pero por ejemplo, hoy día también reconocemos que los pacientes con fibromalgia tienen una amígada anatómicamente alterada (más grande a expensas de inflamación) lo cual explica su estado de intolerancia, enojo y negatividad.

Durante mucho tiempo, la asociación entre la inflamación y el sistema endócrino era observada solo clínicamente y sus repercusiones sobre la conducta de un individuo era algo que no se estudiaba, sin embargo, en la actualidad es indiscutible esta interacción. La complejidad de esta interacción aún desconocida hasta cierto punto sobre todo en cuanto a las vías de señalización pero indiscutible en cuanto al papel crucial que juegan en la homeostasis y comportamiento de un ser vivo.

Para el clínico, la inflamación es observada mediante la triada de rubor, calor y tumor de la zona afectada y esta triada la identificamos automáticamente como una respuesta de defensa inicial ante una agresión independientemente de la índole de esta.

Para el investigador esto es la puerta a un mundo de conocimiento fisiológico y etiopatológico infinito, y su nexo con los alcances de la medicina tradicional china representa una gama de alternativas que deben ser consideradas para todo aquel a cargo del restablecimiento de la salud de un individuo.

He aquí la importancia de aprender los procesos neurofisiológicos y neuropatológicos de estas entidades y por ende los mecanismos de acción de la acupuntura que hasta hoy conocemos. Tratar, coadyuvar o paliar estas enfermedades con acupuntura tiene una repercusión no solo biológica en cada paciente, sino social y económica y debemos ofrecer todas las alternativas disponibles en la actualidad, siempre bajo las premisas de responsabilidad, dignidad humana y riesgo-beneficio.

Agradezco profundamente al Profesor Juan Pablo Moltó por su arduo trabajo de investigación, recopilación e integración con respecto a la maravillosa Medicina Tradicional China. Existen por todo el mundo distintos personajes poseedores de información muy valiosa para esta práctica, pero sin una labor de divulgación, tarde o temprano será conocimiento perdido. Gracias por la consideración hacia mi persona y mi trabajo para colaborar en este, TU trabajo.

Leer este libro abre parámetros para múltiples cosas; conocimiento, protocolos de investigación, integraciones neurocientíficas, sin embargo, debemos tener en cuenta que la enseñanza autodidacta conlleva una doble responsabilidad de aprendizaje, pues nuestro cerebro interpreta aproximadamente el 87% de la información que recibimos de acuerdo a la información que tenemos almacenada en distintas áreas del mismo. Tener un paciente a nuestro cargo, implica guiarlo con responsabilidad bajo el compromiso de la capacitación contínua, la buena praxis y el reconocimiento de nuestras propias limitaciones. Pretender curar a un paciente con cualquier terapéutica única no ofrecerá su mejor alternativa, debemos identificar todos sus detonantes; alimentación, estilo de vida, entorno social y laboral, pero sobre todo, sus detonantes emocionales para el adecuado restablecimiento de la salud. Guiar a un paciente en el manejo de su estrés tendrá una repercusión sobre sus estados inflamatorios, que si bien los conocemos, la medicina moderna se encuentra limitada con respecto a las alternativas terapéuticas pues los tratamientos inician cuando diagnosticamos enfermedades, aún sabiendo que esa enfermedad inició su desarrollo mucho antes de obtener el diagnóstico y a pesar de que el médico alópata sugiere cambios en el estilo de vida, es aquí, donde la Medicina Tradicional China tiene sus horizontes muy amplios, diagnostiquemos adecuadamente los síndromes, tratemos enfermos, no enfermedades.

Dra. Rosalía Amelia Díaz Rojas
Médico Cirujano y Partero
Especialista en Acupuntura Humana
México (2019)

Introducción.

Hoy en día la Acupuntura científica surge como disciplina que, si bien se basa y fundamenta en las bases tradicionales, debe de explicar aquello que la tradición describe, como los fenómenos del Qi, la Xue, el Yin-yang etc.... Estos fenómenos se describen a través de metáforas que se han usado a través de los tiempos para explicar de forma magistral todos los fenómenos que se observaban. En la actualidad hay muchos loables intentos que intentan explicar estas metáforas desde una perspectiva moderna, por ejemplo, los trabajos de Langevin HM[1], y I.J. Gebel[2], en el terreno de la mecanotransducción y transducción de señales a través del tejido conjuntivo, en mis trabajos en Psiconeuroinmunoendocrinología (PNIE) busque y argumente los mecanismos que hay detrás de la acupuntura en los diferentes sistemas PNIE. J.P. Moltó[3], por otro lado, en el trabajo de síntesis de todos los mecanismos fisicoenergéticos resumidos en: Acupuntura Científica sus bases. J.P Moltó (2019)[4] etc... Sin embargo, será de suma importancia entender otros mecanismos que hay detrás de los fenómenos observados con la acupuntura. Es precisamente en este trabajo donde voy a señalar la importancia que tiene la acupuntura en el terreno de la inflamación, sobre todo en la neuroinflamación que hoy en día está despertando el interés de la psiquiatría biológica, pues sé está empezando a entender que la conducta no solo es un proceso puramente neurológico, sino que más bien participan otros sistemas en su función, y es aquí donde apunta este trabajo.

En este nuevo tomo de la colección de acupuntura científica voy a intentar explicar un nuevo mecanismo que puede explicar el efecto de la acupuntura a nivel biológico más allá de la acción neurofisiológica, que si bien es importante no es suficiente para entender los fenómenos psicológicos que de algún modo afina la acción de la acupuntura por **modulación neuroinmunoendocrina**.

Tenemos evidencias contrastadas sobre la acción de la acupuntura sobre: mecanismos neuroquímicos, efectos en segmentos medulares, acciones sobre regulación del sistema nervioso vegetativo, estimulación de la autorregulación, efectos locales o acción humoral de la inserción de los puntos de acupuntura[5], así como las posibles influencias que puede tener esta sobre la acción cerebral[6,7,8]. Sin embargo, de algún modo hay muchas lagunas aun por contestar, sobre todo el ¿cómo la acupuntura puede modificar el estado de ánimo? ¿cómo puede intervenir en las depresiones? Etc... Hoy en día la psiquiatría contemporánea está tomando un giro espectacular en sus teorías de la enfermedad mental, cada día hay más evidencia que señalan que los trastornos de conducta no se pueden explicar enteramente por factores puramente neuronales, esto es a través única y exclusivamente por neurotransmisores y conexiones nerviosas, se están descubriendo nuevos fenómenos que ponen entredicho el paradigma de la psiquiatría biologísta. **La inflamación crónica puede estar detrás de muchas conductas como la famosa conducta de enfermedad** que pone entredicho a la dominante teoría química del trastorno mental. En este nuevo volumen voy a intentar demostrar que la acupuntura a través de sus modulaciones neuroinmunoendrocinas puedes intervenir en este fenómeno y así ir más allá de las explicaciones conocidas, no negando estas últimas sino más bien sumando un nuevo enfoque.

Voy a plantear una mirada sistémica basada en la Psiconeuroinmunoendocrinología[9] y como esta nos puede servir de marco conceptual para explicar muchos de los fenómenos que los clínicos encontramos en la experiencia diaria. La inflamación subclínica esta detrás de las alteraciones sistémicas de multitud de patologías y es ahí donde apunta la acupuntura.

Capítulo I. La visión sistémica como modelo integrativo.

Hoy en día debemos de buscar cuales son los mecanismos subyacentes a la intervención con acupuntura. La psiquiatría moderna está empezando a vislumbrar cambios importantes en su mirada sobre el sufrimiento humano y sobre su comportamiento. Para los acupuntores no es nuevo saber que el sufrimiento es multicausal y no en vano nuestra epistemología es sin duda sistémica. La Medicina china y con ello su teoría siempre ha sido una filosofía sistémica y compleja, como señalábamos en nuestro primer volumen de Acupuntura Científica (AC) de esta misma colección, entender estas bases en las cuales se sustenta la AC es primordial para tener una visión profunda de nuestras ideas.

La ciencia moderna haciendo acopio de las evidencias observadas a lo largo de la historia ya va sometiendo su paradigma a regañadientes a revisión, y de esa inquietud es de donde emerge la psiconeuroendocrinoinmunología (PNIE). Sabemos que el sistema inmunológico al igual que el endocrino sumado al nervioso **no** configuran sistemas diferentes sino todo lo contrario son un único sistema. Un sistema que sin duda la Medicina China de forma metafórica resumió de forma magistral en la teoría de los canales y Qi, describiendo aquello que observaban de forma puramente empírica, sin embargo, la ciencia moderna puede ir desvelando aquellas observaciones y con ello desarrollar nuevas estrategias terapéuticas, en todos los campos de intervención, no solo físico sino también en el plano de lo psicológico y en este caso en lo conductual.

El modelo sistémico es desde mi punto de vista el sustento biológico y filosófico que soporta nuestro modelo,

Hablar de patología mental es hablar de trastornos altamente heterogéneos y de origen multifactorial[10], la patología mental no se circunscribe a un problema en unas monoaminas o en un asunto inconcluso de la infancia, es más bien la suma de muchos factores sistémicos. Sin embargo, esa suma es muy bien entendida con las teorías del estrés y los mecanismos de desgaste crónicos que nos llevan a una inflamación subclínica que, si bien es crónica y silenciosa, como iremos demostrando, esta detrás de alteraciones del comportamiento de nuestro shen[11].

En biología hay varias teorías que intentan explicar el concepto de la depresión, y con ellas de algún modo de conducta:

- Las hipótesis monoaminergícas.
- Las que se centran en el eje HHA
- La neurotróficas
- Y la reciente llegada, la inflamatoria.

Sin embargo, con todas estas teorías por desgracia la psiquiatría no goza de grandes resultados, se asocia con altas tasas de no recuperación, episodios de recurrencia, disfunción interepisódica y morbilidad al igual que morbilidad prematura. La carga mundial a nivel económico es sin la menor duda abismal. Desde la descripción original de la eficacia del litio para el tratamiento de la manía allá por el 1948, seguido de la clorpromazina y la iproniazina pocos avances médicos se han hecho en este campo[12]. Esto pone en relieve que de algún modo se debe de revisar que está sucediendo, y no solo en la psiquiatría si no me atrevería a decir que en muchas más especialidades donde lo sistémico es prevalente, como por ejemplo en el terreno de la oncología, donde la inflamación actuara como factor mantenedor del proceso.

Por ejemplo, en la ciencia actual siempre ha prevalecido que los trastornos psiquiátricos eran sobre todo favorecidos por alteraciones en las monoaminas, es decir, por nuestros transmisores y nuestros potenciales nerviosos, siendo nuestra biología fragmentaria, pues solo ver lo nervioso es no entender las redes sistémicas que configuran al sujeto en su totalidad, sin duda nuestra actuación será deficiente. La acupuntura nunca separo el sistema inmune del endocrino y mucho menos del nervioso y con ello su psique, y todo esto porque lo fusiono con la teoría tradicional hoy podemos entender esta mirada tradicional con la nueva y emergente PNIE.

Cuando estudiamos en la facultad las materias de neurociencias, inmunología y endocrinología los libros iniciales son realmente aterradores, tienen títulos como: Introducción a la inmunología, siendo la susodicha introducción un ejemplar de más de quinientas paginas como poco. A lo que uno se pregunta; si ese es el de introducción, ¿cómo será el de desarrollo?, sin embargo, más nos pese a los acupuntores, cuando buscamos temas sobre inmunología, endocrinología y sistema nervioso en la literatura tradicional no encontramos prácticamente nada. Y ¿cómo es eso?, si además sabemos por experiencia y por la evidencia que justo es aquí donde más acción presenta la acupuntura. Uno no tarda en darse cuenta que la tradición de algún modo siempre ha trabajado sobre los sistemas de integración y sus moléculas de información, es decir: el sistema psico-neuro-inmuno-endocrino y con sus moléculas: neurotransmisores, hormonas y citoquinas, siempre lo hizo desde una perspectiva metafórica, usando para ello la metáfora de los meridianos, el yinyang y los cinco elementos, y usando los puntos para equilibrar este Qi y Xue, que no es más que la moderna **modulación neuroinmunoendocrina** que voy a defender en este volumen, y como está interviene en la inflamación, y, como la inflamación modifica al shen.

La Acupuntura realiza a nivel biológico una
<u>*neuroinmunomodulación*</u>

1. **La Psiconeuroinmunoendocrinología y la acupuntura científica.**

La Psiconeuroinmunoendocrinología con sus acrónimos (PNIE y en otros manuales PINE) es una especialidad que comprende al ser humano más que como órganos y partes separadas entre si, como un sistema de interrelación. Entre las relaciones psicológicas es decir conductuales, inmunológicas y endocrinas. Podemos decir que se centra en los sistemas regulatorios del cuerpo humano. Curioso es que la Medicina China y la Acupuntura no tiene un estudio profundo de estos sistemas (PNIE), sin embargo, es sobre ellos donde más evidencia científica tenemos en cuanto su acción. **¿Cómo puede ser esto?, no es un descubrimiento ya decir que la medicina china siempre utilizo la metáfora de los meridianos y Qi para hablarnos de la PNIE.**

Sostengo que la Acupuntura Científica y con ello la Psiconeuroacupuntura funciona a través de los sistemas PNIE, e aquí la importancia de un estudio profundo de los mismos, por ello el libro entero que dedique a este asunto.

Una de las mayores aportaciones desde mi punto de vista de la PNIE es sin duda la relación que encuentra entre los diferentes sistemas y como ellos se comunican entre si. Lo inmunológico deja de tener sentido si no está en relación con lo nervioso y este con el endocrino y así entre todos generando una red. Una red cibernética de retroalimentación positiva y negativa que tan maravillosamente nos describió la medicina china con las teorías del Wu Xing (cinco elementos/fases). Está red sin duda fluye en una homeostasis entendida a través de las leyes del yinyang. Una homeostasis que hoy la teoría del estrés nos lleva más lejos, entrando en el mundo de la alostasis y con ello al entendimiento de algo fundamental de la medicina china, que es la perdida del equilibrio del yinyang, siendo la inflamación y otros procesos sistémicos el resultado

Capítulo II. Las teorías de la depresión.

En la actualidad hay cuatro tendencias fundamentales que intentan explicar el fenómeno de la depresión entendida esta como una alteración de la conducta que se expresa a través de diferentes síntomas y signos, por un lado, tenemos:

.- Las hipótesis monoaminergícas.
.- Las que se centran en el eje HHA.
.- Las neurotróficas
.- y en los últimos tiempos la inflamatoria. Que le dedicare el capitulo III.

En este trabajo nos vamos a centrar sobre esta última, aunque pronto el lector entenderá que en realidad hay un punto de unión importante entre ellas. En realidad, si queremos entender el gran espectro de la conducta desadaptada deberemos de darnos cuenta de que las cuatro en realidad son una, y que el marco que las engloba de alguna forma es sistémico.

Como pensador sistémico me es muy difícil entender como la biología intenta explicar un proceso complejo a través solo de unos fenómenos biológicos, siendo el organismo en su totalidad el que está participando en dicho fenómeno, decir que la depresión es un proceso de la mala función de las aminas es sin duda una estrechez de miras, la ciencia en su empeño reduccionista quiere que la biología este bajo sus designios y eso no va a ocurrir es por ello que si bien las aminas tienen su papel en el estado depresivo no es más como ajuste alostático al mismo [Moltó 2018].

2.1 Teoría monoaminégica.

Como todo en la ciencia muchas veces los descubrimientos son accidentales y eso es justo lo que sucedió por la década de los 50 cuando dos compuestos los tricíclicos y los inhibidores de la monoamina-oxidada (IMAO) podían elevar la concentración de serotonina y noradrenalina en el líquido extracelular (espacios Pischinger). Esta es la base de la **Teoría de la depresión mediada por la actividad monoaminérgica.** [Schildkraut, 1965][13]. En realidad, esta teoría es muy reduccionista e ingenua, pero ¿por qué postulo tan fuertemente en el mundo de la psiquiatría? Pues por que de algún modo otorgo a este "ciencia" el estatus de ciencia biológica, como señala López-Muñoz y Alamo[14]. Lo más lamentable es que nunca se pudo contrastar estas hipótesis, pues los déficit de monoaminas periféricas en sangre, orina o central LCR no lograron confirmar esta teórica. [15] Lamentable situación, pues que yo sepa a miles de personas se las está tratando con estas ideas de algún modo, sin embargo, dado este fracaso la teoría se desvío al estudio de los receptores de estos neurotransmisores, la hipótesis que resulta de esta modificación de la anterior hipótesis es **la que sostiene que causa es la hipersensibilidad de los receptores presinápticos.**

. - Los Adrenoceptores $\alpha 2$ que liberan NA.
. - Receptores 5HT1A de serotonina.

Ambos ejercen funciones inhibitorias. Está teoría ya no se centra tanto en los neurotransmisores sino más bien en sus receptores. Es evidente que de algún modo las alteraciones de la conducta tienen que tener ajustes biológicos en la parte física, pero solo ver una parte me recuerda mucho a la parábola Hindú del Elefante.

Seis hindúes sabios, inclinados al estudio, quisieron saber qué era un elefante. Como eran ciegos, decidieron hacerlo mediante el tacto. El primero en llegar junto al elefante, chocó con su ancho y duro lomo y dijo: «Ya veo, es como una pared». El segundo, palpando el colmillo, gritó: «Esto es tan agudo, redondo y liso que el elefante es como una lanza». El tercero tocó la trompa retorcida y gritó: «¡Dios me libre! El elefante es como una serpiente». El cuarto extendió su mano hasta la rodilla, palpó en torno y dijo: «Está claro, el elefante, es como un árbol». El quinto, que casualmente tocó una oreja, exclamó: «Aún el más ciego de los hombres se daría cuenta de que el elefante es como un abanico». El sexto, quien tocó la oscilante cola acotó: «El elefante es muy parecido a una soga». Y así, los sabios discutían largo y tendido, cada uno excesivamente terco y violento en su propia opinión y, aunque parcialmente en lo cierto, estaban todos equivocados.

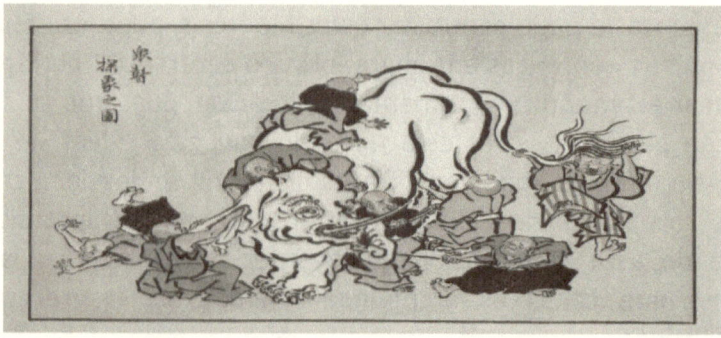

Esto lamentablemente es lo que esta sucediendo con estas teorías, que, si bien están en lo cierto, pues la trompa es parte del elefante no están comprendiendo la totalidad. A continuación, utilizo un dibujo de Stahl, 2008 que nos enseña los síntomas comunes y específicos de cada neurotransmisor.

Podemos pues intuir que si bien las monoaminas son importantes en la fisiopatología de la enfermedad depresiva no son fundamentales en toda su etiopatogenia.[16][17][18]. Lamentablemente aun con esta desviación de la teoría monoaminergica se sigue sin tener buenos resultados pues el 30% de los pacientes no responden bien a los tratamientos[19] además de ser una teoría inconsistente con muchos de los fenómenos que presenta, es por ello por lo que en palabras de muchos científicos las causas y los mecanismos aún siguen siendo desconocidos[20][21] eso es así si solo se tiene en cuenta esta parte del elefante.

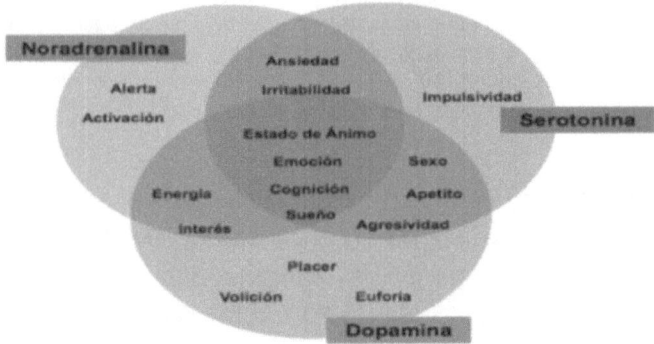

2.1.1 La enzima IDO. Indolamina rg2,3-diogenasa.

Es muy posible que exista una disminución de serotonina en el botón sináptico, aun así, el motivo es por la inflamación vinculada a las citocinas proinflamatorias (3.2). Está teoría ampliada de las citocinas y serotonina se entrelaza muy bien con la teoría china del exceso de yang con su posterior deficiencia que explicaremos en el punto 9.2.2.

El estrés causado por una infección o por asuntos emocionales (Bloqueo de Qi de Hígado, por ejemplo) activan receptores del tipo Toll, como el TRL-4, el factor de transcripción NF-kB, el inflamasoma NLRP3, así como la secreción de la citocinas IL-1β, e IL-6, esto genera **los síntomas de enfermedad descritos en el** punto 6.1, las evidencias indican que si el estimulo se repite en las próximas 24 horas o perdura por más tiempo se activa la enzima IDO de la vía metabólica de la quinurenina, esto incrementa la síntesis de ácido quinolínico que reduce la síntesis de serotonina[22]

Los receptores tipo Toll (TLR) se conocen clásicamente por su expresión en las células presentadoras de antígeno (APC) donde participan en el reconocimiento de estructuras moleculares asociadas a los patógenos (PAMP) que no están presentes en las células del hospedero. Sin embargo, como lo demuestran varios estudios recientes, los TLR tienen una distribución tisular mucho más amplia, pueden reconocer moléculas derivadas de los tejidos lesionados del hospedero y desencadenan respuestas no solo inmunes sino también metabólicas y de **comportamiento propias de los estados de enfermedad**. De acuerdo con estas observaciones es posible considerar a los TLR como receptores de señales de peligro tanto exógenas como endógenas, y por tanto como un puente entre la teoría del reconocimiento de lo no propio infeccioso y la teoría del peligro, lo cual plantea una serie de repercusiones que van más allá de la respuesta inmune. (M.Mesa-Villanueva, P.J. Patiño. 2006)

El triptófano (Trp) es un aminoácido esencial precursor del neurotransmisor serotonina (5-HT) en el cerebro y el intestino, así como también de melatonina en la glándula pineal. Por tanto, sabemos que la biosíntesis de 5-HT está limitada por la disponibilidad de Trp, pero esto sucede predominantemente en las neuronas del núcleo dorsal del rafe que expresan la isoforma TPH2, periféricamente y en las neuronas que expresan la isoforma TPH1, la síntesis de 5-HT no está probablemente restringida a la disponibilidad de Trp. (Erik Höglund et al, 2019)[23] no podemos dejar de considerar que el 95% de la 5-HT es producida y almacenada principalmente por las células enterocromafines en el tracto gastrointestinal y solamente el 5% es almacenada en el Sistema Nervioso Central. La microbiota gastrointestinal contribuye con la disponibilidad periférica de Trp (mediante vías un tanto desconocidas aún) lo cual es determinante en la síntesis en el SNC de 5-HT. (Clair R. Martin et al 2018)[24]. Tenemos que saber que el triptófano es el aminoácido que sirve de sustrato para la síntesis de serotonina, melatonina y vitamina B3, este es metabolizado por dos vías.

a) una vía lleva a la síntesis de serotonina y melatonina, por la enzima triptófano hidroxidasa y otra vía,
b) donde el triptófano es mediado por la enzima triptófano 2,3dioxigenasa, (TDO) o la indolamina 2,3dioxigenasa (IDO).

La TDO esta en el hígado y regula la síntesis de triptófano en el hígado.
La IDO se expresa en varios tipos celulares: células inmunes, monocitos, macrófagos y microglía cerebral.

Cuando hay una gran activación inmune se produce una gran activación de la IDO, esto hace que el metabolismo del triptófano se dirija a las vías quinureninas, de este modo se genera una deficiencia de triptófano, por estar altamente demandado por esta vía inmune, en consecuencia se manifiesta una bajada de serotonina, y así el neurotransmisor desciende, esto nos lleva a la siguiente idea errada desde mi punto de vista: la hipotética disminución de la serotonina en su producción o en su recepción, teoría monoaminérgica, que está en lo cierto en cuanto a su cantidad, es decir esta baja cuantitativamente, pero el motivo es la inflamación, si no se trata es entonces cuando se generaran problemas iatrogénicos, que es lo que se observa hoy en día en la clínica, al usar distintos fármacos. Diversas investigaciones demuestran que el estrés crónico y diversas infeciones a través de vías inflamatórias crónicas limitan el triptofano disponible para ingresar a la vía kinurenina y sintetizar serotonina.

Como explicare en su momento, este fenómeno genera un cuadro de insuficiencia de xue y yin, que será la inflamación subclínica, sin embargo, aún hay otro problema si cabe aún mayor, que sería la secreción de **tan interno.**

> Consideramos el TAN interno como la secreción de sustancias que de alguna manera interfieren a nivel molecular con los demás sistemas PNIE. (Moltó). Por ejemplo, las especies reactivas de oxigeno. Existe un análisis que estamos desarrollando para poder medir estas sustancias y el nivel de inflamación a través de la coagulación de la gota de sangre.

Esta vía activa el glutamato como el ásido (QUIN) que es neurotóxico a través de los receptores de NMDA, puede generar especies reactivas de oxígeno, y esto generar apoptosis neuronal, el ácido kinurénico (KYM) actúa como protector, al ser antagónico de los receptores de NMDA[25].

- Los astrocitos producen ácido kinurénico que es protector.
- La microglía ácido quinolínico que es neurotóxico[26][27].

Tiene que existir un buen balance entre estas dos familias de células, pues un desequilibrio puede tener un aumento de la activación de la microglía y esto generar el TAN, la neurotroxicidad[28]. En PNIE el sistema es muy complejo y los ejes también deben de estar implicados en este asunto, aquí entra otra de las teorías que sin duda complementan a la anterior y le dan más sentido a la inflamación.

2.2 La teoría de la disfunción del eje hipotálamo-hipófisis-adrenal (HHA).

Hoy en día debemos de conocer como se regula este pues de algún modo la acupuntura puede apuntar en este sentido.

(1). De forma pulsátil, en este caso es regulado por los ritmos circadianos, la CRF se libera y esta libera ACTH. *Este ritmo es el que marca en parte la ascensión del yang por la mañana y el descenso de este por la tarde.*

(2). La ACTH, estimula la médula y corteza adrenal que a su vez modulan al hipotálamo. Retroalimentación negativa, los glucocorticoides estimulados por la ACTH a su vez disminuyen la liberación de CRF y ACTH. El cortisol es el ejemplo más representativo de los glucocorticoides endógenos.

Desde los años 50 se sabe que la depresión en un número significativos de pacientes el cortisol permanece elevado y con ello sus metabolitos[29]. Además sabemos que un alto número de pacientes con depresión no suprimen la liberación del cortisol cuando se les administra dexametasona[30], es por ello que en su momento se propuso usar la dexametasona (TSD) como prueba biológica para evaluar la depresión, que luego demostró no ser fiable. [31][32]

Test de supresión de la dexametasona: es un esteroide sintético que produce una retroalimentación negativa en la hipófisis superior que la ACTH y CRF. Por ello se administra a las 23:00 y se comprueba el cortisol en sangre a las 8:00h. El resultado normal sería una bajada en sangre.

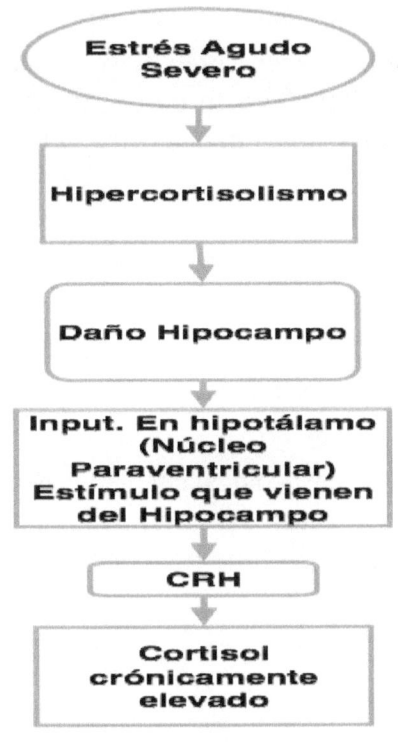

La sospecha de que esté eje puede estar detrás de la depresión viene ya de lejos, pues en pacientes con patología suprarrenal como el síndrome de Cushing y el de Addison, o pacientes que toman glucocorticoides de forma exógena muestran síntomas depresivos [33] [34] [35].

En pacientes depresivos se ha encontrado que tienen hipersecreción de cortisol y sus metabolitos derivados[36], como nota interesante un alto número de pacientes con depresión no suprimen la liberación de cortisol al administrarles dexametasona.

[Figura: Posible mecanismo de daño en el estrés agudo severo en pacientes con SEPT. IATREIA, 18: 431-445,2005. Referencia 20.]

Es por ello por lo que en la depresión observamos una hiperactividad de este eje HHA y un fallo en su regulación negativa, en pacientes depresivos graves[37]. Como ya pudimos aprender gracias al trabajo de Seyle en su famoso libro "La tensión de la vida, estrés" la glándula suprarrenal esta aumentada en los pacientes depresivos, que sin duda se asocia de alguna forma al estrés[38]. Se sospecha que esta hiperactividad es secundaria a la hipersecreción de CRH y esta hipersecreción podría estar detrás del fallo de control. Inicialmente se aprecia el papel central de las anormalidades del eje HHA en el estrés sostenido y la depresión (entendida como una respuesta mal adaptativa al estrés). Además se pone en evidencia que algunos problemas hasta hace poco considerados puramente endocrino-metabólicos como el SC (clínico o subclínico) y la obesidad pueden tener como base etiológica común, evento primario, comorbilidad o evento desencadenante a estados de estrés crónico mal adaptativo. (Federico Uribe.2006)[39]

Se sabe que el hipercortisolismo severo y/o sostenido en algunas áreas cerebrales gesta la posibilidad de alteraciones permanentes en algunos circuitos neuronales.

2.2.1 Alteración del receptor de glucocorticoide.

Sabemos que el 95% de los glucocorticoides circulan unidos a moléculas, solo un 5% circula libre, estos últimos son los que se unen a los receptores de corticoide. Tenemos dos tipos de receptores:

. - Receptores de mineralocorticoides (MR)

. - Receptores de glococorticoides (GR)

Por otro lado, si se producen una subida rápida de los glucocorticoides se generará una retroalimentación negativa, está es vinculada por los MR, mientras que si es crónica la hacen los GR[40][41].

Se sospecha que los GR tienen alteraciones en la depresión a nivel funcional, y esto afecta la retroalimentación negativa[42]. Estudiando la literatura actual, se puede ver que las modificaciones epigenéticas de estos receptores se pueden modular por situaciones estresantes ocurridas en la infancia y conductas relacionadas con el estrés, temprano[43][44][45], es decir, el estrés en edad temprana nos generará un cuadro que nos predispondrá al shi yang.

Por otro lado, se sabe que el tratamiento medico[46] puede recuperar esos receptores y su funcionalidad, hecho que debiéramos de explorar también en la acción de la acupuntura. Como esta más que constatado el estrés va a influir en el eje HHA, y sobre todo su temporalidad. es decir, su biocronobiología.

Sabemos que una activación de esté eje mantenida en el tiempo puede causar disfunciones. Se sospecha que, por la generación de resistencia a los mismos, similar a una diabetes tipo II pero en este caso la resistencia será a los glucocorticoides.

El Shi de yang, activa el eje HHA de forma crónica, en consecuencia, el organismo se adaptará generando resistencia a las moléculas yang, y de algún modo generando una deficiencia yang, pero tenemos que tener presente que esta deficiencia no es por que el eje se haya agotado, sino por que se esta manifestando una resistencia al mismo.

Como sabemos los glucocorticoides elevados durante mucho tiempo van a producir una resistencia a los mismos y esto puede afectar a la plasticidad sináptica sobre todo en el hipocampo, una de las principales estructuras de acción de los glucocorticoides, haciendo que el **Hipocampo disminuya de tamaño.** Y si recordamos el hipocampo es una estructura muy importante que tiene que ver con la memoria y ayuda el aprendizaje, también realiza procesos comparativos experienciales. Podemos entender la trascendencia clínica de esta muerte neuronal en esta zona del cerebro por el exceso de los glucocorticoides. Es por esto, que uno de los primeros datos clínicos de esta exposición es la pérdida de memoria y tal vez la segunda sea la disminución de la respuesta inmunológica.

Como podemos ver afectación de la fase agua: disminución de memoria y afectación de la respuesta inmune.

Además, la exposición crónica a esta sustancia puede generar cambios epigenéticos con respecto a la predisposición de activar estrés con mayor facilidad en las futuras generaciones. Es decir, corremos el riesgo de transferir esta información a través del Jing/YuanQi a nuestros descendientes.

Modelos animales experimentales sugieren que los antagonistas del receptor N-metil-D-aspartato (NMDA) pueden bloquear el efecto corticoesteroide en el hipocampo y por tanto disminuir la muerte neuronal de la región DG/CA3 izquierda hipocampal por exposición de estos[47].

Desde hace mucho tiempo, sabemos que la liberación de cortisol ante el estrés se produce para elevar los niveles de glucosa en sangre y tener energía disponible ante aquello que nos estresa, sin embargo, cuando este estado supera las horas o los días, se convierte en estrés crónico y las repercusiones son algunas de las ya mencionadas. Debemos considerar también que algunas líneas de investigación con respecto al Alzhaimer, se orientan hacia la muerte neuronal del hipocampo inducida por niveles altos de glucosa cerebral, situación consecuente al aumento de cortisol por estrés y/u obesidad.

Sin embargo, el hipocampo no es la única estructura que se modifica ante la exposición crónica de cortisol, hoy sabemos que diversas células como por ejemplo las pertenecientes al sistema inmunológico, vasculares, musculares, etc.... detienen su división celular y optan por entrar en apoptosis, generando modificaciones permanentes. Mediante investigación científica podemos corroborar la corrección de estos estados a través de la aplicación constante de acupuntura.

2.3 Hipótesis Nerutrófica.

Existe evidencia que sostiene que ciertas áreas del cerebro en la depresión se encuentran alteradas, en concreto hablamos de: Zona subventricular del ventrículo lateral, zona subgranular en el giro dentado del hipocampo (Eriksson et al 1998 y Ming Song, 2005)[48][49].

Por otro lado, debemos de saber que hay un factor neurotrófico que se considera fundamental a la hora de participar en la formación de nuevas redes neuronales y plasticidad neuronal el Brain-Derived Neurotrophic-factor BDNF.

2.3.1 El BDNF.

Este factor es expresado por dos familias de células:

- Células nerviosas.
- Células inmunes.

En el hipocampo tenemos muchas de estas células nerviosas que lo secretan. Son muy abundantes en el hipocampo. Se señala que la depresión sería por una menor expresión de este factor sobre el hipocampo.

Según esta hipótesis el estrés crónico podría generar una desregulación del eje HHA, esto llevaría al SN a un alto índice de exposición del cortisol en el tejido cerebral y esto una disminución de la BDNF[50][51].

Todas estas teorías enlazan muy bien con la propuesta que presentamos, es decir, la teoría inflamatoria. Por ejemplo, sabemos que las citoquinas proinflamatorias actúan disminuyendo los niveles de BDNF, sobre todo la IL-6, IL-1β y el TNF-α[52][53].

En la Medicina China siempre hablamos de cuadros de exceso que a la larga se convierten en cuadros de insuficiencia. El Shi de yang, es decir cuando tenemos una disponía neuro-inmuno-endocrina por exceso se va a ir agotando al resto de fases. La medicina china a este agotamiento lo suele llamar Xu, sin embargo, como hemos visto este Xu no tiene que hacernos pensar que lo que sucede a nivel biológico es un agotamiento de las moléculas co-causantes, sino más bien una resistencia a ellas, este es un fenómeno para tener en cuenta.

Por lo tanto, si vamos uniendo las ideas, tenemos este gráfico.

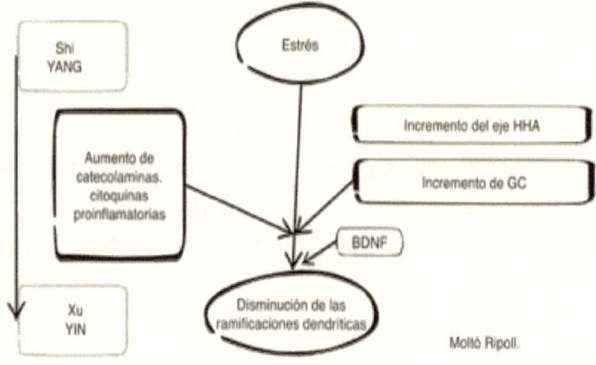

Capítulo III. Teoría inflamatoria.

Algo nuevo está pasando en la psiquiatría actual, pues se están abriendo nuevas teorías que pueden explicar ciertos trastornos psicológicos y psiquiátricos, de hecho, ya hay evidencia suficiente para relacionar la depresión con la inflamación en lo que se denomina, **teoría inflamatoria de la depresión.** Esta teoría postula que la inflamación crónica de bajo grado supone un mecanismo fisiopatológico en el proceso depresivo. Sin duda, esto es de gran importancia, pues como demostrare en este trabajo la acupuntura puede controlar el rango inflamatorio y así modular la depresión, y es más, desde nuestra perspectiva, (Acupuntura Científica) la depresión en si es un proceso biológico que conlleva cambios en la conducta, si esto es así, la acupuntura a través de la modulación neuroinmunoendocrina interviene en el proceso mental y así en la conducta del individuo, [Moltó 2019][54] demostrando una vía más de la acción de la acupuntura, no solo a nivel neurológico como algunos quieren demostrar.

Señalar que la medicina china y con ello sus teóricas siempre han tenido en cuenta el sistema psico-neuro-inmuno-endocrino del paciente, y su relación sistémica, sin embargo en la medicina ortodoxa por su praxis en ese sentido no fue tan sistémica de hecho fue Julius Wagner-Jauregg de la universidad de Viena allá por el 1887 quien de algún modo señalo de algún modo que la inflamación podía esta detrás de estos fenómenos mentales, con un trabajo enfocado en las infecciones del tifus y como estas infecciones afectaban la psique por su inflamación.

Trabajo tomando datos recogidos en diferentes estudios realizados en asilos psiquiátricos de diferentes países europeos durante las epidemias de tifus, observó que los síntomas psiquiátricos mejoraban en aproximadamente la mitad de los pacientes infectados y que alrededor de un tercio de ellos se curaban tras sufrir la infección. Esto le llevo a crear la "terapia malárica". Esta terapia consistía en inocular malaria a pacientes afectos de demencia sifilítica, y consiguió así la curación de un 83% de los mismos, esto lo llevo al premio nobel en el 1927. Como curiosidad fue el primer premio nobel en psiquiatría. Otro psiquiatra esta vez el famoso Emil Kraepelin, padre del DSM, describió la influencia de las infecciones en los trastornos psiquiátricos, con un trabajo titulado "Sobre las psicosis después de la gripe" [Kraepelin, 1890][55], siendo interesante sus conclusiones. Lo más triste de esta situación es que este modelo incipiente de la enfermedad mental como proceso inflamatorio se olvido, al llegar la moda de los psicofármacos, la industria de algún modo desvió sus intereses, las monoaminas tomaron importancia y esta vía se olvido. En la década de 1980, las investigaciones acerca de los títulos de autoanticuerpos en pacientes con esquizofrenia supusieron una especie de renacimiento de la investigación inmunológica en Psiquiatría, aunque no ha sido hasta los últimos años cuando se ha demostrado, por ejemplo, la aparición de síndromes psiquiátricos que pueden ser similares a la esquizofrenia y que son causados por autoanticuerpos dirigidos contra el receptor de glutamato n-metil-d-Aspartato o nMdA, [Dalmau,2008][56]. Que son muy compatibles con los síndromes de humedad calor que describe la literatura china. [Moltó, 2017][57].

Debemos de saber siguiendo la historia de las publicaciones que nos pueden ordenar las ideas sobre este nuevo paradigma en relación con lo mental en 1991 Smith[58] y luego Maes[59] en el 1993 propusieron la "teoría de los macrófagos". Se dieron cuenta que los pacientes con depresión severa tenían altos los biomarcadores inflamatorios, esto los llevo a generar esta asociación. Proponían que las citoquinas proinflamatorias intervenían de algún modo en la depresión activando el eje HHA (hipotalámo-hipófisis-adrenal) alterando el melabolismos de la serotonina y generando los síntomas neurovegetativos, y como suele pasar en el estatus quo de la psiquiatría no levanto interés.

Siendo sobre el año 2008 cuando Dantzer et al[60] con la teoría: From inflammation to sickness and depression: when the immune system subjugates the brain. Y luego Pariante, en el 2017[61] con su trabajo: Why are depressed patients inflamed? A reflection on 20 years of research on depression, glucocorticoid resistance and inflammation. Quienes sentaría fuertemente estas ideas, que me han servido en este trabajo para unir a la acupuntura con esta perspectiva, que como ya me señalo insistentemente mi colega y amigo el Dr Lucas Raspall aquí es donde debía de rascar, pues estaba el enfoque que daba consistencia a la acupuntura a nivel de lo mental, si bien las ideas iban por ahí su empuje fue indispensable para esta propuesta que ahora desarrollo en esta obra.

La inflamación seria un factor etiológico que ni contradice ni niega el resto de los mecanismos implicados, sino que pretende cerrar el circulo entre las alteraciones de los neurotransmisores, la alteración del eje HHA y otros procesos subyacentes y su relación con elementos externos tales como infecciones, estrés psicológico u otros factores ambientales. [Silvia Aróstegui.2018][62]

3.1 La Neuroinflamación

Uno de los aportes más grandes que ha desarrollado la PNIE ha sido romper con todas las ideas preconcebidas sobre las relaciones entre el SI SE y SN (Sistema inmunológico, Sistema Endocrino y Sistema Nervioso) y la herrada concepción del privilegio inmune que se suponía aportaba la barrera hemato-encefálica, y su supuesta impenetrabilidad. Se suponía que impedía la llegada células inmunitarias al parénquima cerebral por lo que las respuestas inmunes estaban muy limitadas solo al SNC, de tal manera que los antígenos dentro del cerebro no provocaban respuesta inmune local, sino que solo podían ser objeto de una respuesta inmune iniciada en la periferia. Carsol et al[63], demostraron, que este concepto de privilegio inmune se ha demostrado equivocado y se sabe ahora que este estatus inmunológico no es total y que varia con la edad y región del cerebro y que, en otros estudios, se ha demostrado que está estrechamente relacionado con la homeostasis del microbiota gastrointestinal.

Hoy sabemos que los linfocitos que están en la periferia pueden penetrar y comunicar con las propias células del SNC, por otro lado, como señala Dantzer et al[64] más interesante aún si cabe: se ha comprobado que diferentes tipos de células propias del SNC, como las células microgliales, son capaces de iniciar y transmitir señales neuroinflamatorias, como hemos visto esta familia de células cerebrales activan las enzimas QUIN generando la neurotoxicidad (2.1.1)

Estos procesos pueden ser causados por enfermedades neurológicas o infecciones en el propio SNC, pero y aquí esta lo más importante y apoyado por los trabajos de Amor et (2008)[65] también puede ser inducida por la existencia de infecciones periféricas o incluso por **estrés psicológico**, de forma que una respuesta inmune muy intensa o prolongada en el tiempo puede llegar a causar daño en las células del SNC por mediación de la acción de las citocinas periféricas, la activación de la microlina y la consiguiente cascada de mecanismos tóxicos.

Esta es la relación entre lo psíquico lo inmunológico y la conducta, hoy más que nunca el estrés y sus mecanismos biológicos están abriendo nuevos horizontes, y de hecho desde mi modesto punto de vista la acupuntura va a ser una gran herramienta en la modulación del estrés y con ello en la modulación de la inflamación y como resultado en la conducta.

3.1.1 La microglía y la neuroinflamación

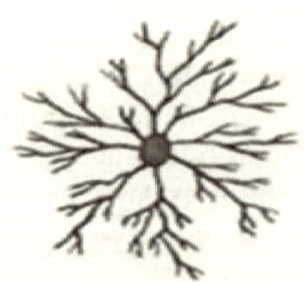

La microglía son las células inmunes del SN, la versión de los macrófagos a nivel nervioso, se sitúan en un 5 à 15% de las células cerebrales. Estas células migran por todo el SN y van adquiriendo una forma llamada "microglía latente". Es muy interesante saber cuando están en esta morfología son con neuronas estrelladas, y se comunican con las demás células del SN.

En concreto con los astrocítos y oligodendrocitos, además de comunicarse con células del SI. A través de varías vías, se sabe que son los mayores sensores del daño cerebral.

Lo importante es saber que estas células no solo son inmunológicas sin que además participan en la plasticidad sináptica, neurogénesis, memoria y **humor.**

Esta microglía latente como vemos en la foto esta a disposición de la vigilancia de señales endógenas y exógenas para mantener la homeostasis[66].

Debemos de saber que en situaciones adversas la microglía cambia de forma y pasa de latente a activada, la última fase es una ameba o formación ameboide[67]. Cuando la microglía adquiere la forma activa secreta citocinas inflamatorias y activas las vías QUIN.

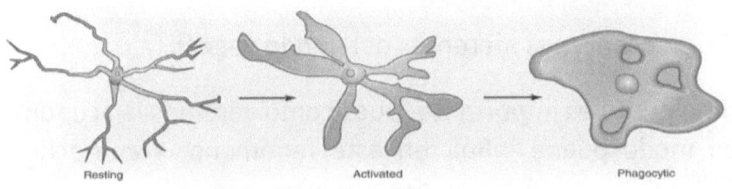

Una vez la microglía ya esta activada comienza a fagocitar y generar una cascada proinflamatoria activando una vía conocida como kineurinas por aumento de una enzima denominada indolamina 2, 3-dioxigenasa (IDO). (2.1.1)

La microglía además activa a la astroglía y estos modifican la barrera hematoencefálica permitiendo la entrada de células del SI. La persistente activación de la microglía va a tener efectos neurotóxicos[68 69 70 71].

3.2 Las citocinas

Debemos de saber que las citocinas por lo general son producidas a nivel periférico por los lifoncitos y los macrófagos activados, sin embargo, es importante saber que no solo la secretan las células inmunes, también:

- Las células endoteliales
- Los adipocitos
- Tejido conjuntivo

El como ingresan en el SNC ya lo hemos comentado, pero me gustaría añadir que principalmente por:

- Regiones permeables de la BHE
- Órganos circunventriculares
- Plexos coroideos[72]
- Por mecanismos aferentes del **nervio vago**[73].

Este último punto es importante, pues como veremos la acupuntura de algún modo puede influir en este fenómeno. Y como hemos señalado también se producen dentro del propio SNC.

Una vez dentro del SNC las citoquinas tienen varias funciones:

- Inmunológicas
- Neuroquímicas
- Endocrinas
- **Conductuales**[74].

Las citocinas se clasifican de diferentes maneras bajo distintos parámetros, pero en este caso las clasificaremos de acuerdo con lo siguiente:

- Proinflamatorias
- Antiinflamatorias
- Hematopoyéticas.

Uno de los objetivos de este trabajo será pues mantener un equilibrio entre las inflamatorias y las antiinflamatorias en pro de mantener la salud y el sistema en equilibrio. Lo cual representa el mecanismo fisiológico del proceso inflamatorio que bajo situaciones concretas pierde su capacidad regulatoria y genera enfermedad.

Dos características importantes que debemos de tener en cuenta siempre con las funciones basadas en citocinas:

- Pleiotrospimo: la misma citocina puede ejercer acciones diferente al actuar sobre distintas células
- Redundancia: varias citocinas pueden tener la misma función en un determinado tipo celular.

Citocinas proinflamatorias: IL-1β. IL-6.TNF-α. Si llegan al SNC provocan activación de la microglía y todo lo mencionado en el punto 3.1.1

Citocinas antiinflamatorias: IL-10. IL-8

Datos que confirman la teoría inflamatoria, en un meta-análisis llevado a cabo por Dowlati et al (2010)[75] demostró que el TNF y IL-6 están elevados en pacientes con depresión. En este caso el equipo de Haapakoski et al (2015)[76] encontró IL-6 y PCR altos.

Como señalamos en el punto 2.3.1 las citocinas proinflamatorias, actúan disminuyendo los niveles de BDNF (Calabrense et al, 2014. Hayley et al, 2005. Kim et al 2016. Miller y Timmie, 2009). De algún modo aquí vemos como el exceso de yang consume el yin al atrofiar estructuras cerebrales.

Por otro lado, las citocinas proinflamatorias también pueden modificar la secreción de ciertas monoaminas en ciertas regiones cerebrales y esto apoya parte de la teoría monoaminergica[77][78].

3.3 El estrés inflama

Los macrófagos que son células fagocíticas reconocen a los microorganismos a través de receptores de membrana. Una vez activados por moléculas bacterianas como lipopolisacáridos (LPS) o por citoquinas como el interferón (IF), los linfocitos pueden producir (especies reactivas oxígeno) ROS que a su vez elimina los microorganismos[79]. Entre los receptores de membrana tenemos los Receptores Tipo TOLL (TLR) que reconocen estructuras propias de los microorganismos y que no están en las células humanas, los PAMP (patrones moleculares asociados a patógeno).

La unión de los TRL a los PAMP induce a su vez la activación del factor de transcripción nuclear NF-kB en múltiples células del SNC y esto activa genes que codifican citoquinas inflamatorias que posteriormente se unen a sus respetivos receptores en el SI y generan inflamación.

Pero lo más importante es que en palabras de Garcia-Bueno et al (2008)[80] este fenómeno se ha observado que no solo se produce en contacto con virus y bacterias sino también en **situaciones de estrés**.

3.4 Síntesis de las teorías[81][82][83][84][85][86].

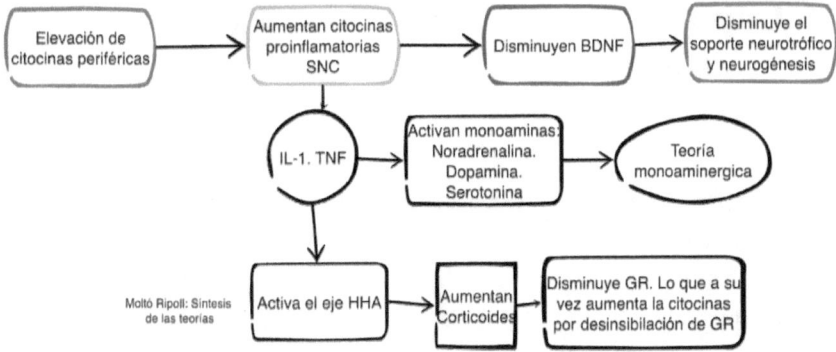

Capítulo IV. La teoría china y el sistema Psiconeuroinmunoendocrino PNIE

Sobre Psiconeuroinmunoendocrinología en el año 2018 escribí un libro entero con el objetivo de esclarecer sus relaciones, por ello remito al lector a que lo consulte si necesita entender en profundidad estas relaciones y como el sistema inmunológico, endocrino y el nervioso en realidad son uno solo. Una unidad que configura todo el sistema corporal.

En medicina china tenemos conceptos como el Qi, los meridianos de acupuntura, el wuxing etc... estas teorías son sin duda el marco conceptual que la tradición ha venido usando desde tiempos inmemoriales para describir aquellos fenómenos que intuían.

¿Qué son los meridianos? Es evidente que no son cosas, es decir, no están ahí in situ, como si de arterias se trataran. Desde mi punto de vista son la metáfora tradicional que han usado los antiguos para describir aquello que observaban y sentían. Cuando uno se hace una herida, todos sabemos que se puede sangrar, pues bien, en la sangre lo que nuestros ancestros veían era solo agua de color rojo, no podían observar nada en ella solo observaban agua roja, nadie podía ver cuantos glóbulos rojos se perdían, y mucho menos cuantas citoquinas, esto sin duda era imposible, sin embargo de algún modo sabían que esa agua era sagrada y que en ella se encontraba la savia de la vida. Esa agua se movía dentro del cuerpo, gracias a un músculo, pero ¿quién movía al músculo cardíaco? El Qi sin la menor duda, es decir alguna corriente misteriosa de algo que circulaba por todo el cuerpo, es decir, por dentro y por fuera de los vasos. Así con esta dualidad, se gesta la antigua PNIE.

> Xue por los vasos (Venas y arterias)
> Qi por los nervios (SNC y SNP)

Según la teoría que la sangre se mueve gracias al impulso del musculo cardíaco, y también sabemos que este musculo a su vez es estimulado por actividad nerviosa, intrínseca en el "nodo sinodal" y extrínseca a el SN. El Qi de algún modo es el proceso que impulsa estos dos movimientos, es anterior a ellos, es de algún modo la vida en si misma, una fuerza que sin duda llevamos con nosotros desde el momento en este planeta se gestó la vida y con ello la reproducción.

El Qi pues tiene que ver con la vida misma. No se entiende como un producto del sistema nervioso, sino como una experiencia propia de la vida. Podríamos decir que tiene que ver con la formación del propio cuerpo, en su relación con los campos morfogenéticos, pero eso no es tema de este volumen. [Campos Morfogenéticos y Meridianos de Acupuntura. Moltó 2017].

Por otro lado, tenemos que decir que la naturaleza de los puntos que se encuentran en los meridianos tienen anatómicamente mayor inervación y vasos sanguíneos, esto de algún modo junto con la teoría miofascial los convierte en zonas idóneas para la modulación neuroinmunoendocrina (MNIE). Es un hecho que uno de los mayores referentes en la acupuntura a nivel mundial el Dr. Alcocer[87] los nombra como: **Paquetes neurovasculares a estos puntos o zonas donde se encuentran.**

> Puntos de acupuntura son paquetes neurovascuales que modulan las moléculas de información.

Es por lo tanto en los canales de acupuntura donde se manifiesta por lo general el estancamiento de Qi-Xue y será en estos mismos canales donde se podrán llevar a cabo medidas terapéuticas. Y ¿qué es el estancamiento de Qi-Xue?, pues muy posiblemente inflamación crónica en algunos casos, no en todos.
Los meridianos conectan entre sí todas las partes del cuerpo, arriba y abajo, dentro y fuera, los órganos internos con los órganos

externos de los sentidos... La teoría de los Meridianos estudia la relación fisiológica y patológica que hay entre los Meridianos y los Zang-Fu[88]. Como vemos están íntimamente relacionados con las fascias, ver los trabajos antes citados.

Yu Bai, et al. « Los meridianos Tsing son senderos (Tsing : formado por los elementos caminar – línea – recta – tortuosa – trabajo). Los senderos directos son los meridianos» I Sio Jou Menn (I, p. 1 r)

La tradición siempre nos explico que los meridianos también son los mecanismos que de algún modo trasmiten la enfermedad. Es evidente que los vasos y nervios son en este caso los responsables de las observaciones antiguas en este sentido. Debido a la conexión entre los meridianos, por eso, el conocimiento de estos canales es fundamental para el entendimiento de la verdadera Acupuntura. Sin este conocimiento, nos es prácticamente imposible entender las relaciones internas de los Órganos con sus Tejidos y anexos (sus relaciones externas ya que cuando los Zang-Fu están en desequilibrio pueden producirse síntomas externos o dolor referido).

Para el estudio de esta temática vuelvo a recomendar el libro: Los paquetes neurovasculares, obra traducida y analizada del capítulo 10 del Hùang Dí Nèi Jíng por el Dr. Tomás Alcocer. En este trabajo podemos observar la distribución neurovascular de cada meridiano y sus recorridos internos. A través de los Meridianos podemos mantener en estado óptimo la vitalidad del sujeto y predecir la dirección de la enfermedad; las posibilidades de que avance hacia un sitio u otro. Y de algún modo podemos conseguir la MNIE.

«Si uno no lee los doce meridianos, se equivocará en el diagnóstico y el tratamiento» Medicina Elemental

Podemos acceder al Qi que circula por los Meridianos a través de unos puntos determinados situados en su recorrido. Estos puntos son los "Puntos de Acupuntura". Se sabe que cuando un órgano está alterado, hay siempre una serie de "puntos" que se tornan muy sensibles, estos puntos siempre están dispuestos en unas líneas. Reflejo viscero-cutáeno.

Ejemplo de ello sería la sensación de molestias en el recorrido del Meridano del Corazón en el caso de un "angor cardiaco" (cito este por que es muy característico e ilustrativo). Otra característica, es que cuando se pincha un punto y "se busca" la sensación de DeQi, el paciente suele notar una corriente que circula a través del recorrido del Meridiano punturado. También se sabe, que ese meridiano en ciertas horas del día posee unos niveles energéticos diferentes. A continuación podemos ver lo complejo del entramado meridional.

[foto obtenida con autorización del autor. Dr Alcocer]

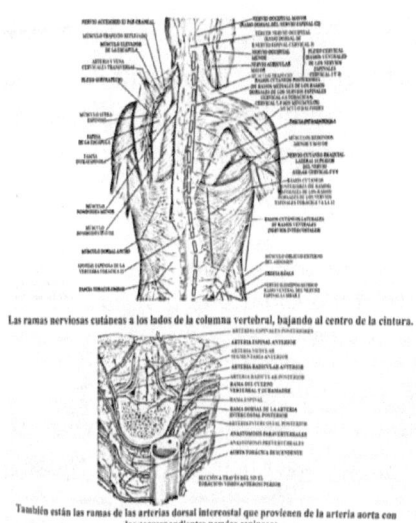

Las ramas nerviosas cutáneas a los lados de la columna vertebral, bajando al centro de la cintura.

También están las ramas de las arterias dorsal interostal que provienen de la arteria aorta con los correspondientes nervios espinosos

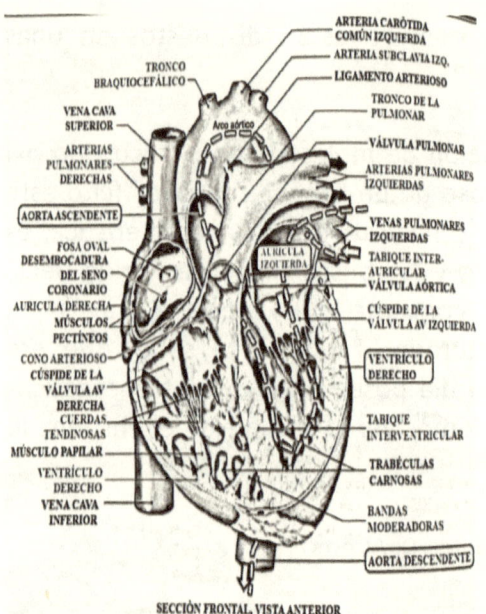

SECCIÓN FRONTAL, VISTA ANTERIOR

Como podemos ver en las fotografías el conocimiento del entramado meridional nos explica los fenómenos que observamos en la acupuntura, ya que la red miofascial enlaza con todos los sistemas orgánicos.

« Cuando el mal está situado en los órganos, el meridiano está enfermo, en cuanto a su respuesta y se torna doloroso. Todo ello ocurre al mismo tiempo y desaparece al mismo tiempo». Ta Tchreng, (I, p 9r).

> Hoy sabemos gracias a la neurología que existe un reflejo viscero-dérmico y dérmico-visceral, que sustenta parte de estas teorías.

Existen seis familias de Meridianos:
- 12 Meridianos Principales (MP) o Jing.
- 15 Meridianos Colaterales o Luo Longitudinales[89].
- 12 Meridianos Colaterales o Luo Transversales[2].
- 12 Meridianos Divergentes o Distintos.
- 12 Meridianos Tendido-musculares.
- 8 Meridianos Extraordinarios o Vasos Maravillosos.

En algunos textos a los 12 MP se les suma los Meridianos Extraordinarios Du Mai y Ren Mai formando así 14 MP, pero hay que entender que estos dos últimos no son principales sino extraordinarios. Esta excepción se debe a que en estos dos meridianos poseen puntos de acupuntura propios, lo cual no sucede con el resto de los meridianos extraordinarios, y por ello se les suma a los doce meridianos principales.

Sin embargo, quiero señalar al lector que en realidad no existen estas divisiones, son formas en que los teóricos hemos usado para describir los trayectos de una gran red, en realidad no existen estos meridianos **sino una red,** una madeja interconectada que da forma al cuerpo y con ello a la vida. Como dice el famoso y ya antiguo libro de Ted J. Kaptchuck: Una trama sin tejedor. Debemos de saber que estos canales se subdividen a su vez en yang y yin, esto es significativo que lo tengamos en cuenta, ya que los yang son más utilizados para el tratamiento del dolor por estancamiento de Qi y los yin por estancamiento de Xue[90].

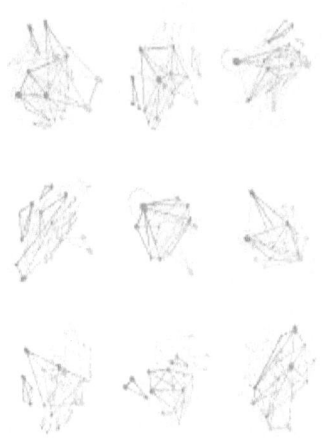

Podemos decir que los yin se relacionan más con la inflamación, es curioso pero los puntos yin están situados en las zonas internas de los brazos y piernas que según varios estudios están más enfocados en la activación del parasimpático, y el parasimpático tiene un nervio muy importante, el vago, que como veremos más adelante es un nervio muy importante en la modulación de la inflamación.

Por ello en realidad lo que tenemos es una red que lo controla todo. Una malla perfecta.

Es en los meridianos donde clásicamente se sitúan los puntos de acupuntura, sin embargo, tenemos puntos de acupuntura fuera de los meridianos y no todos los meridianos tienen puntos de acupuntura.

La teoría de los meridianos sin duda junto con la de los puntos y su actividad yinyang configuran la metáfora de la PNIE [Moltó.2018][91]

Capítulo V. La Neuroinmunoendocrino modulación

Sé que la palabra es inmensamente compleja de pronunciar, pero si queremos ser exactos en identificar que es lo que hace la acupuntura, deberemos tener un concepto que lo abarque en su mayor parte, digo en parte, pues aún podemos ampliar la palabra.

La acción de punturar un punto anatómico del cuerpo sea este un punto concreto de la anatomía acupuntural o no, va a desencadenar reacciones locales y distales. De este fenómeno fisiológico es del que se ha beneficiado la acupuntura desde sus inicios. El saber el mecanismo por el cual sucedía no era fácil para nuestros ancestros, pues carecían del conocimiento la biología actual, sin embargo, intuyeron de forma increíble el efecto de sus acciones y las describieron con los conocimientos y recursos de sus tiempos. Hoy en día podemos añadir a esos conocimientos los avances actuales, y si el lector ha leído bien he sugerido añadir, no eliminar el conocimiento anterior y enterrarlo con el actual. Mi propuesta es seguir usando la prosa tradicional, pero entenderla desde las nuevas teorías del conocimiento. Desde mi punto de vista esto es desarrollo y está en plena comunión con el TAO que es movimiento y cambio.

La modulación Neuroinmunoendocrina

Como podemos ver englobamos en esta modulación los tres sistemas que integran el ser humano:

a) Psique
b) Inmunológico
c) Endocrino

Estos tres sistemas desde nuestra filosofía sistémica no los entendemos como tres, sino como un sistema interconectado que utiliza diferentes moléculas de comunicación, como son:

a) Neurotransmisores
B) Citoquinas
c) Hormonas

Respectivamente. Estas moléculas lejos de actuar independientemente, interactúan en un espacio en común, el espacio de Pischinger, que es allí donde ellas comunican. No obstante, hay infinidad de sitios donde también se realizan estas comunicaciones, sin embargo, es en los espacios de Pischinger y en su conexión con las fascias donde se producen la mayoría de los efectos de la acupuntura, y en concreto la neuroinmunoendocrino modulación. Pero repito hay más estructuras implicadas, por ejemplo: La estimulación mediante acupuntura induce la deformación mecánica en el tejido conectivo resultando en la estimulación mecánica de fibroblastos que, a su vez, resultan en señales autocrinas purinérgicas, cambios activos en la forma de las células de fibroblastos, movimiento de tejido anisotrópico y lesión del tejido. (Thomas Lundeberg)

Para que se produzca una neuroinmunoendocrino modulación, se tiene que tener en cuenta siempre las siguientes evidencias.

Es importante señalar que la aguja debe de ser insertada a la profundidad necesaria para que se manifieste la reacción de modulación adecuada, por ejemplo, la punción superficial, a nivel de la dermis, epidermis o fascias induce a una sensación punzante, mientras que si se profundiza a nivel de la estructura muscular se producirá la reacción de pesadez que se relaciona con el Deqi (Henderson, Bandler, Gandevia y Macefield, 2006). En la medicina tradicional china se describe como el nivel tierra, hombre y cielo de los puntos de acupuntura, cada uno en ocasiones generando un DeQi distinto y un efecto terapéutico distinto. **Esto señala que para**

la búsqueda del Qi hay que ir a nivel intramuscular a este nivel de profundidad se encuentran grandes poblaciones de nociceptores polimodales en las fibras aferentes delgadas, como las fibras Ad y C y hoy es de sobra constatado que estas fibras manifiestan la sensación del Qi (Lu, 1983; Wang, Yao, Xian y Hou, 1985). Cuando se produce el Deqi sabemos que hay una gran excitación de fibras aferentes finas que responden a la bradicinina (Kawakita y Gotoh, 1996; Kawakita et al., 2006). Además, estudios previos han propuesto que los puntos de acupuntura están ubicados específicamente en áreas densamente enervadas y vascularizadas como señalamos en el capítulo anterior por los nervios sensoriales somáticos en comparación con otras regiones que no posen los puntos de acupuntura (Chan, 1984; Li, Zhang, y Xie, 2004). Estos resultados sugieren que tanto los puntos de acupuntura son regiones que se encuentran en los músculos con densa inervación sensorial donde las sensaciones de qi pueden obtenerse con relativa facilidad y frecuencia.

Por otro lado, debemos de buscar siempre el Qi: DeQi.

El DeQi pues activa los terminales nerviosos que disparan los potenciales de acción para desencadenar las reacciones biológicas descritas de forma metafórica por la tradición. Estas reacciones el paciente las percibirá como: hormigueo, entumecimiento de la piel, dolor sordo y difuso, sensación de calambre etc… Como vemos, todas sensaciones neurológicas y vasculares. Estas sensaciones generalmente se expanden a lo largo de los canales. Hay que señalar que los demás terminales nervisoso también se activan.

La sensación del Qi tiene varios correlatos fisiológicos, a nivel local se produce la liberación de: ATP, prostaglandinas, histamina, bradicinina, serotonina, hidrogeniones, etc… Estas sustancias activaran los terminales libres de los nocioceptores tanto Aσ como C y las respuestas de los neutrófilos, y la tensión de la fascia por rotación los demás terminales, descritos. Toda esta activación local generara diferentes sensaciones que percibe el paciente, a nivel neurológico se sentirá entumecimiento, a nivel muscular distensión y a veces sensación de dolor, por último a nivel vascular se puede sentir calor e inflamación con la sensación dolorosa consecuente y por último la concadenación de la reacción miofascial en la transmisión de la sensación más allá de lo nervioso. Además, deberíamos de incluir las acciones de los corpúsculos de Kim Bong-Ham, aunque sea solo de forma hipotética, pues esta teoría aún esta por demostrar, y desde mi punto de vista no es necesaria, pues esos conductos hoy se entienden bajo la teoría del San Jiao, el famosos intersticio.

Tenemos que saber que esta estimulación "DeQi" desencadena señales inducidas por la purina y esto provoca remodelación del citoesqueleto de los fibroblastos que contrarrestara la fibrosis. Además, la adenosina tiene propiedades antiinflamatorias que pueden contribuir a la reducción a largo plazo del dolor persistente por efecto analgésico de la acupuntura[92] y la remodelación de las fascias.

> Para que se produzca la neuroinmunomodulación será necesario siempre buscar el DeQi

5.1 Los puntos de acupuntura y la Neuroinmunomodulación. MNIE

Atendiendo al capítulo anterior y a la introducción de este, es evidente que en los puntos de acupuntura lo que se va a producir es una neuroinmunomodulación, pues estos de algún modo median en las relaciones de las moléculas de información.

A través de dos modulaciones:

a) Humoral, a través de reacciones locales, mediadas por células inmunológicas (mastocitos inicialmente y fibroblastos), histamina y bradicinina, entre otras, y

b) Distal, mediada por fibras nerviosas aferentes que llevan el estímulo al SNC y este induce una respuesta transportada por las vías eferentes.

5.2 Modulación Neurológica: Neuromodulación

5.2.1 Modulación humoral

La reacción local que llamamos humoral, por ser la que se produce justo en el sitio de la inserción de la aguja. Por ello, no solamente las neuronas son las protagonistas de los sucesos que desencadena esta milenaria terapia, como algunos nos intentan hacer creer. Localmente, tanto las células gliales como las células del tejido conectivo poseen influencias sobre las fibras aferentes de los puntos, gracias a sus mediadores neuroactivos[93,94]. Estas sustancias son por una parte mediadores inhibitorios, principalmente: Acetilcolina, Noradrenalina, GABA, β-Endorfina, Sustancia P, Somatostatina, Óxido Nítrico, ATP / GMPc, y Adenosina; todas ellas suprimen la actividad aferente cuando estimulamos con la aguja de acupuntura. Por contraparte las Citoquinas, Prostaglandinas, Bradiquinina, entre otras, son estimuladores de la actividad neuronal[95]. (Cho, ZH)

A nivel local, durante la estimulación con acupuntura, se han podido observar que sustancias como la Noradrenalina, el Óxido Nítrico, la Histamina liberada por la desgranulación de los mastocitos, y la Serotonina, producen aumento de la conductancia, baja impedancia, y una mayor capacitancia, en las zonas de los puntos y meridianos, en relación con los tejidos adyacentes, esto también se ha correlacionado con bandas ecogénicas en el recorrido de los canales[96,,9798].

Se ha estudiado la importancia de la estimulación manual y de la percepción de ésta para los efectos terapéuticos. Aunque las percepciones de la punción varían entre las personas, éstas se pueden clasificar como dolor, entumecimiento, sensación de pesadez, distensión, y dolor en los tejidos profundos alrededor de la aguja, y a menudo se suele acompañar de un aumento en el flujo sanguíneo, con la sensación de calor en las zonas de aplicación. A su vez, se han registrado percepciones por parte del acupuntor, como ser el aumento de la resistencia a la aguja durante la aplicación de manipulación manual de la misma[99] (Zhang Z-J). Todo esto ha sido confirmado por estudios de neuroimágenes, electroencefalogramas, y la clínica.

Pero lo más interesante es dónde se produce esta modulación a nivel local, los famosos espacios de Pischinger.

5.2.1.1 Espacios de Pischinger

El sistema Pischinger: Este sistema le debe su nombre al científico que lo desarrollo el Dr. Pischinger que en 1948 empezó a entender y describir el papel que juega el tejido conjuntivo o conectivo de la matriz celular que circunda a la célula, y que forma cavidades, descubriendo el extraordinario papel regulador del mismo. Es evidente que este espacio solo se puede ver como un espacio vivo cuando se tiene la tecnología adecuada cosa que la tradición no ha tenido hasta nuestros tiempos, pero que sabiamente abarco con la teoría de San Jiao[100]. Los puntos de acupuntura cubren estos espacios y estos espacios son zonas vivas como es lógico. Hasta entonces se había considerado un simple tejido de relleno y sostén junto con las fascias, pero Pischinger descubrió que en él se realizan **las funciones básicas más elementales de la vida**, tales como el intercambio de agua, oxígeno, electrolitos, la regulación ácido-alcalina, los radicales libres y todo lo referente a los sistemas de defensa inespecíficos (Wei Qi). Señalo que es aquí donde se fragua el comienzo de cualquier tipo de enfermedad mediante el procedimiento que denominó **acidificación** y que nosotros entendemos como **yangnificación**, realizado por los radicales libres. Y por otro lado donde se dan los **procesos inflamatorios**, *sobre todo los crónicos*.

> Los espacios de Pischinger es uno de los lugares donde se manifiestan los procesos inflamatorios.

Las reacciones fisicoquímicas que se dan en nuestro organismo se manifiestan en un medio líquido y a temperaturas relativamente bajas, es por ello por lo que nuestro organismo necesita sustancias yin para acelerarlas, es decir: catalizadores. Estas sustancias "sustratos" deben de encontrarse en su justa medida dentro y fuera de la célula. Es decir, en las cavidades. Estas cavidades que la medicina china llama Cou-li que según Pischinger sería el espacio extracelular. Las células solo pueden reaccionar genéticamente a través de la información que les llega desde este espacio. Pues sus genes se activan de forma epigenética gracias a la información que les alcanza de este espacio extracelular. Siendo este el motivo por el cual la regulación de este espacio basal es fundamental. Este fenómeno depende de la estructura de la sustancia básica de esta matriz extracelular, esta matriz o membrana constituye un filtro molecular en todas las células, esa **Membrana es el Maestro corazón, es decir las fascias** que recorren todo el cuerpo y generan las cavidades. Observamos como San Jiao y Maestro corazón son dos sistemas interdependientes, no existe el uno sin el otro.

Esta matriz esta formada por complejos polímeros de glucoproteínas y azúcares (Proteglicanos, glicosaminoglicanos, PG/GAG) proteínas estructurales (colágeno, elastina) y glucoproteínas de soporte (fibronectina entre otras)[101].
(ver fotografía).

> En psiconeuroacupuntura (PNA) siempre sostenemos que la teoría de la acupuntura es un sistema PNIE, es decir basado en la Psiconeuroendocrinoinmunología. Tanto el sistema nervioso como el endocrino y el inmunológico están interconectados. En realidad, no son tres sistemas, si no más bien uno, que funciona en forma de red, esa red que nosotros llamamos cibernética y que la medicina china llamo ancestralmente Wuxing. La teoría del Maestro Corazón y el San Jiao es sin duda la metáfora antigua de la moderna PNIE, pues es aquí donde se dan todos los procesos biológicos de la vida, y es aquí donde interviene la acupuntura científica. (AC).

A través de las fibras nerviosas vegetativas sabemos que algunas terminan en el espacio ciego de la matriz y que gracias a esta complejidad anatómica se producen los intercambios de información. Como se aprecia en la foto, esto enlaza el SN con la matriz, los vasos sanguíneos aportan las hormonas, así que en ese espacio: hormonas, neurotransmisores y citocinas se comunican de forma magistral. Todo esta conectado siguiendo intrincados mecanismos alostáticos de retroalimentación. Que no es otra cosa que un orden establecido por el Yin yang. De esta manera la matriz no solo regula In-situ sino que también esta en contacto con toda la red.

El centro de regulación en la matriz es el **fibroblasto**. Este reacciona de forma inmediata a toda la información que se circunscribe a la red (hormonas, neurotransmisores, metabolitos, cambio del nivel de PH, etc). Según Harmut Heine et al, este fibroblasto es capaz de diferenciar lo bueno de lo malo, intentando mantener la alostásis del sistema.

Es por este motivo que los puntos de acupuntura actúan como moduladores neuroinmunoendocrinos.

5.2.2 Modulación nerviosa
La Neuromodulación y su relación con el dolor

Hoy es de sobra conocido que la acupuntura actúa estimulando diferentes terminales nerviosas, por ejemplo, los nocioceptores.

Las sustancias que activan las fibras del dolor son las **Sustancias algógenas:** cuando son liberadas en los tejidos lesionados o tras su inyección subcutánea, activan o sensibilizan nociceptores (algos=dolor). La histamina, sustancia P, potasio y prostaglandinas son ejemplos de estas sustancias. Las sustancias algógenas inducen la activación de los terminales nociceptivos aferentes, produciendo potenciales de acción que se propagan hacia el sistema nervioso central (SNC) a través de la médula espinal. **La Acupuntura de algún modo genera sustancias alogénicas.**

Estos potenciales de acción se transmiten en sentido inverso (de manera antidrómica) e invaden además otras ramas nerviosas colaterales donde estimulan la liberación de neuropéptidos, como la sustancia P que está asociada con aumento en la permeabilidad vascular y ocasiona una liberación marcada de bradicinina, con un aumento en la producción de histamina desde los mastocitos y de la serotonina desde las plaquetas. Tanto la histamina como de serotonina son potentes activadores de los nociceptores.

Cuando nosotros tenemos una lesión tisular, por ejemplo, una herida provocada por un clavo o una aguja de acupuntura, habrá destrucción de células, esto creara por un lado la salida de sus contenidos fuera de sus membranas activando de este modo las aferencias de los nocieceptores y la activación de los neutrófilos circundantes.

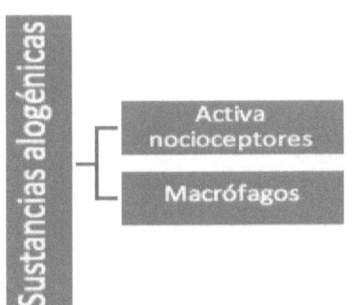

Estas sustancias son, por ejemplo: ATP, prostaglandinas, histamina, bradicinina, serotonina, hidrogeniones, estas sustancias activaran los terminales libres de los nocioceptores tanto Aσ como C y las respuestas de los neutrófilos que estos a su vez generaran más histamina.

5.2.2.1 El reflejo axonal[102][103][104]

Hay otros autores que hablan de este reflejo y lo relacionan con la acupuntura, sin embargo, yo utilizo los trabajos de: (Thomas Lundeberg (2014). Kashiba H, Ueda (1991). Kjartansson J, Lundeberg T.Samuelson UE, Dalsgaard CJ, Heden P (1988). Jorge José Echeverry. (2011). Schmelz M, Petersen LJ. (2001).) Hecha esta nota aclaratoria y defendiendo mi libertad de buscar y citar los artículos que realmente me orientan, continuo.

Este reflejo es muy interesante ya en el trabajo del Dr Jorge José Echeverry[105] podemos leer: La Acupuntura puede aportar elementos dentro de la terapéutica de las úlceras como está registrado en los estudios de Kashiba y Kjartansson donde se produce un incremento del flujo sanguíneo por vasodilatación periférica en la piel y los músculos, probablemente por reflejo axonal.

El reflejo axonal es otro de los fenómenos que produce la acupuntura, ya que es una acción consecuente con la inserción de la aguja al producir la microlesión. De algún modo este reflejo hace que aumente la Qi y la Xue en la zona. Este reflejo produce cambios periféricos que se identifican con indicadores del dolor: **enrojecimiento, tumefacción y dolor a la palpación**[106].

Las propias terminaciones nerviosas, es decir la primera estación en la modulación del dolor lo que hace es activar la liberación de Sustancia P y CGRP, esto estimula la vasodilatación y la actividad de los macrófagos y con ello la inmunomoduación.

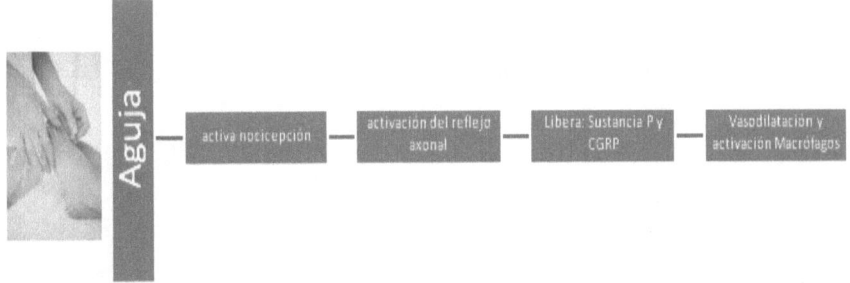

Esto explica la percepción ampliada del dolor (**hiperalgesia primaria**) en las áreas de la lesión hística, generalmente esta situación es corta en el tiempo.

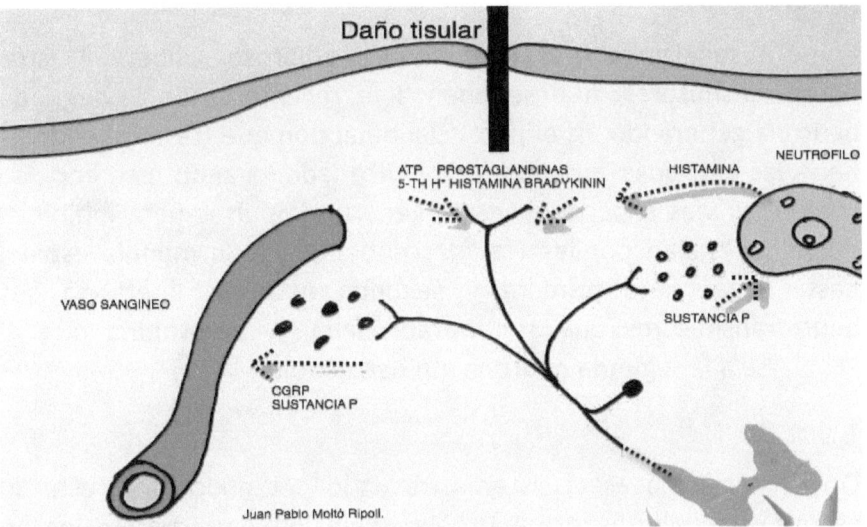

Los neurotransmisores excitatorios más importantes son la Sustancia P, CGRP la Neuroquinina A y el glutamato (aunque puede también tener una función inhibitoria dependiendo del receptor presente en la célula posináptica; el yin dentro del yang), estos serán los más influyentes en el proceso doloroso.

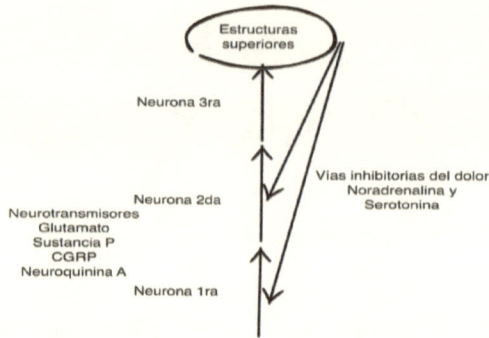

Como señalamos el estimulo doloroso libera estos neurotransmisores, que se unen a lo receptores de la segunda neurona generando así el potencial de acción que trasmite el dolor hacia las neuronas superiores. Por otro lado, cuando este impulso llega a las vías superiores, estas generan impulsos para inhibir el dolor que viajan por las vías descendentes de la medula espinal hasta llegar a la primera y segunda neurona, liberando sus neurotransmisores que son **noradrenalina y serotonina** que al acoplarse a la segunda neurona inhiben el dolor.

Otro mecanismo es el sistema mediado por endorfinas, esta se secreta a través de interneuronas espinales y supraespinales en presencia del dolor, uniéndose así a receptores pre y postsinápticos, estos consiguen inhibir la liberación de neurotransmisores excitatorios y así estabiliazan la membrana neuronal y calman el impuso doloroso. Estos impulsos medulares inhibitorios también están modulados por las fibras Aβ.

Las sustancias liberadas son:

Prostaglandinas, prostaciclinas, leucotrienos y tromboxanos, al igual que los radicales libres liberados en la zona. Estas sustancias son las productoras del dolor y la inflamación. (Las vamos a encontrar en la mayoría de los procesos dolorosos) y son potenciadoras del dolor secundario generando hiperalgesia.

La Sustancia P, se le considera un neurotransmisor liberado por los axones de las neuronas sensitivas a nivel medular, sus axones se bifurcan hacia el asta posterior de la medula y hacia la periferia. Se liberará esta sustancia P en la piel, pulpa dentaria y en el ojo. Los opiáceos bloquean o anulan la liberación de esta sustancia P.

Histamina y serotonina (5-HT). Presente en los tejidos inflamatorios. Su relación con el dolor no ha sido perfectamente establecida.

La Bradicina la vamos a encontrar sobre todo en tejidos lesionados, esta activa los nociceptores de los terminales libres.

Los hidrogeniones y el ATP, estos aumentan el disparo de las neuronas, y así generan el dolor.

5.3 La Modulación Inmunológica: Inmunomodulación

En un artículo muy interesante del Dr. Thomas Lundeberg[107] señala que la estimulación de los receptores sensoriales y/o de los nervios aferentes interviene en la activación de señales eferentes que comunican con el sistema inmunológico y así interactuar en esta red inmuno-neurológica.

La acupuntura por reflejos neuronales (por ejemplo, el reflejo de axón) activan reacciones mediadoras inflamatorias, estas señales se proyectan hacia interneuronas del troco cerebral que activan neuronas salientes es decir eferentes y estas suprimen las respuestas inmunes e inflamatorias a través (Thomas Lundeberg):

- Del nervio vago hacia la medula adrenal, resultando en la liberación de dopamina. Considerando esta acción un mecanismo antiinflamatorio de mucha relevancia.

- Del nervio adrenérgico hacia el vaso sanguíneo cerca de la quinta espinal lumbar (puerta de los reflejos).

- Del nervio vago al ganglio celíaco hacia el bazo y hacia las células T productoras de acetilcolina (Chat+) (reflejo inflamatorio).

- El reflejo local axón-axón.

Estos reflejos inmunoneurales se han implicado en modular la gravedad de la enfermedad, como activación experimental de estos circuitos de reflejos neuronales inmunes, por medio de electroacupuntura, para atenuar la inflamación, como se lee en el trabajo del Dr. Rafael Torres Rosas, et. al. "Dopamine mediates vagal modulation of the immune system by electroacupuncture" de la revista Nature Medicine donde se corrobora en un modelo de sepsis en ratón que la activación con electroacupuntura del nervio ciático controla la inflamación sistémica y le evita al ratón peritonitis polimicrobiana induciendo la activación vagal de L-aminoácido descarboxilasa aromático generando la producción de dopamina en la médula adrenal, comparando esto con animales inducidos con insuficiencia adrenal los cuales aumentan su suceptibilidad al desarrollo de sepsis. Concluyen que la dopamina inhbe la producción de citocias vía receptores D1 y los agonistas de este receptor suprimen la inflamación sistémica.

Las señales de salida se transmiten también a los núcleos que controlan la función del eje HPA, lo que resulta en un aumento de la liberación de hormona glucocorticoide a través de la glándula adrenal, que a su vez anula la respuesta inmune innata y con esto la inflamación.

Finaliza el trabajo el Dr. Thomas Lundeberg señalando que: Analizados en su conjunto, estos recientes hallazgos sugieren que los efectos de la acupuntura pueden atribuirse, en parte, a la interacción entre el sistema nervioso y el sistema inmune en la periferia.

> Lo aquí escrito es a considerar, pues luego veremos que puntos son los más interesantes para el control de la inflamación y con ello la modulación de la conducta

5.3.1 Sistema inmunológico y reflejo inflamatorio en relación con el sistema nervioso

El SN es activado por diversos estímulos inflamatorios[108][109], por ejemplo, en el año 1957 se reporto que endotoxinas activaban las respuestas adrenales dependientes de la hipófisis[110]. Es por ello por lo que el shi de yang activa el eje hipotalámico.

Las señales del nervio vago aferente son trasmitidas a la formación reticular, locus ceruleus, hipotálamo y complejo vagal dorsal conduciendo a un aumento de hormona adrenocorticotropina (ACTH) en la hipófisis anterior[111]. Esto hace que aumenten los niveles sistémicos de glucocorticoides y otros mediadores que pueden inhibir la liberación de citoquinas proinflamatorias del sistema inmune[112][113]. Ese shi de yang participa como vemos en el mantenimiento de la inflamación al inhibir las citoquinas proinflamatorias. Este es el mecanismo que genera ese cuadro de xu yin por shi del eje hormonal hipotálamo-adrenal.

Todo esto genera una gran actividad simpática, sin embargo, el parasimpático puede intervenir para modular esta situación.

Las fibras sensitivas ascendentes del nervio vago que hacen sinapsis en el núcleo del tracto solitario, situado en la parte superior de la médula, pueden también inhibir la liberación de citoquinas[114].

Hoy tenemos datos que sugieren que el sistema parasimpatico a través del vago regula la función inmunológica, al igual que modula la actividad cardiaca y gastrointestinal. Es por este motivo que tener en cuenta **la activación del vago puede modular la inflamación sistémica**[115] [116]. La acupuntura puede conseguir esto como se ha revisado en diferentes artículos que ahora expondremos. En medicina se emplean métodos como la vago-tomía y la estimulación eléctrica par tal fin, son métodos invasivos, aquí la acupuntura puede hacer mucho.

El nervio vago

Como sabemos el nervio vago es un par craneal, es el principal constituyente del parasimpático. El bulbo raquídeo inerva el cuello, órganos del tórax y abdomen. Por otro lado, este nervio controla gran parte de funciones y órganos:

- Frecuencia cardiaca
- Bronco-constricción
- y función gastrointestinal

Todo esto lo hace gracias a su neurotransisor, **la acetilcolina**[117].

Constituido por fibras motoras y sensitivas.

Las eferentes, motoras se originan en el núcleo dorsal del vago.

Las aferentes van al núcleo ambiguo.

Las fibras sensitivas aferentes, que constituyen el 80% del vago izquierdo, terminan en el núcleo del tracto solitario, que se proyecta hacia el rafé y el locus de la línea media. El núcleo del tracto solitario transmite la información sensitiva al resto del cerebro a través de tres vías principales:

1. Retroalimentación autonómica;

2. Proyecciones directas a la formación reticular en la médula, y

3. Proyecciones ascendentes a la parte anterior del cerebro, que se extienden al núcleo parabraquial y al locus ceruleus[118].

5.3.1.1 Vía colinérgica anti-inflamatoria

El brazo eferente del reflejo inflamatorio inhibe la inflamación. Se sabe que la estimulación del vago eferente induce la liberación de acetilcolina (ACh)[119][120] en:

- Bazo.

- Hígado.

- Tracto Gastrointestinal

La ACh puede unirse a la subunidad a7 del receptor nicotínico de Ach (h7nAchR), expresado en la superficie de macrófagos activados y otras células productoras de citoquinas [121][122][123], **esto hace pensar en su acción sistémica antiinflamatoria.**

5.3.1.2 Reflejo inflamatorio

Como en todo arco reflejo, tendremos dos brazos uno aferente y otro eferente, esto hace que se generen reacciones antagónicas (yinyang). En este reflejo el nervio vago libera ACh, esta se une a la subunidad h7 del receptor nicotínico para acetilcolina (nAChR) portado por macrófagos y otras células productoras de citoquinas, disminuyendo la actividad de transactivación y translocación de la subunidad p65 del factor nuclear NF- kB (NF-kB) y estimulando la vía anti-inflamatoria STAT3- SOC3[124].

Como hemos desarrollado en este libro ya no queda duda de que el Sistema nervioso interactúa con el sistema inmunológico, generando modulaciones inflamatorias a través de las vías locales es decir humorales y distales es decir a través de los nocioceptores. Desde siempre se le ha dado máxima importancia a los efectos de los glucocorticoides y otras moléculas como mediadoras de la inflamación[125][126], pero hoy en día sabemos que existen otros mecanismos regulatorios autonómicos, que actúan como reflejo y son más rápidos que los factores anti-inflamatorios humorales[127], siendo el protagonista de este fenómeno el nervio vago[128][129], es por ello que han tomado mucha importancia en medicina[130][131][132][133][134]

Sin embargo, en medicina china debemos de avanzar mucho en este campo pues las evidencias encontradas son muy sugerentes.

5.4 Modulación endocrína. Endocrinomuodulación

El sistema endocrino será la **parte más yin de la actividad PNIE** por su naturaleza en las moléculas de información que él utiliza, a saber las hormonas, estas actúan de una forma más lenta que los impulsos nerviosos.

Existe un trabajo muy interesante llevado a cabo por el equipo de Alfnaily y Ewies en el 2007[135], que se centro en los sofocos de las mujeres con menopausia, sin embargo, al final propone un tratamiento de acupuntura para regular los ejes en general y el SNP. Sobre los ejes es sobre la estructura en la cual trabaja la acupuntura y su modulación a nivel endocrino, sobre como modularnos al lector que le interese le recomiendo el libro: Acupuntura Científica basada en la PNIE.

Lo primero que propone el equipo Alfnaily y Ewies es analizar una serie de artículos que tratan sobre los sofocos, con la conclusión de que en parte se originan en el sistema regulador del hipotálamo. Por otro lado, analizan el mecanismo de acción de la acupuntura en el tratamiento de estos debido a la actividad de la norepinefrina en el cerebro y la activación de opioides endógenos y beta endorfinas las cuales causan un cambio en los estrógenos circulantes, es aquí donde encontramos un claro ejemplo de modulación endocrina.

Me gustaría señalar que hoy en día, aunque en este capítulo hemos explicado cada modulación por separado esto obedece a las circunstancias de nuestro método de escritura, sin embargo, la biología va más allá de la linealidad y es todo un amasijo de información no lineal y caótica, por ejemplo, el sistema inmune es un sistema endocrino, y no entenderlo así es un error.

Fue David Blalock quien señalo que el SI era el "sexto sentido" fue el primer científico en encontrar que las moléculas de comunicación eran comunes a todos los sistemas. Su hallazgo fue el encontrar que los linfocitos T eran capaces de sintetizar la hormona ACTH. Por primera vez se pudo conocer que una célula inmune podía producir hormonas clásicas. Blalock propone que el sistema inmune es un sistema neuroinmunoendocrino circulante. Asimismo, al poseer receptores de señales externas y enviar estas señales al cerebro.

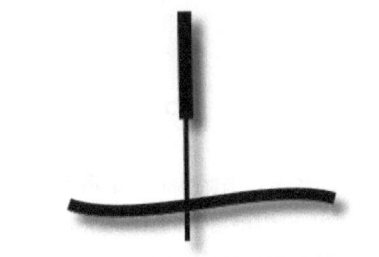

MODELO DE LA NEUROINMUNOMODULACIÓN POR ACUPUNTURA.
La Acupuntura provoca una reacción en todo el conjunto PNIE. Psico-Inmuno-Endocrino.
Moltó Ripoll. Juan PAblo (2018)

Mi propuesta es por lo tanto que la acupuntura es de algún modo una modulación neuroinmunoendocrina, como señaló el Dr. Alcocer los puntos de acupuntura son paquetes neurovasculares que median estás funciones.

Capítulo VI: La inflamación como modelo de conducta.

Las citocinas son proteínas pleiotrópicas y a menudo redundantes que regulan la supervivencia del individuo, son proteínas que modulan la inmunidad innata y adquirida y que hoy sabemos que no solo tienen funciones en el sistema inmunológico, sino que intervienen en otros sistemas, como el nervioso y con ello en la psique, siempre se pensó que la actividad nerviosa y sus moléculas eran las responsables de el es todo del ser del sujeto, hoy nuevos descubrimientos en PNIE están demostrando que eso no es así, o por lo menos en parte.

Por ejemplo, sabemos que las citoquinas proinflamatorias interactúan con el metabolismo de los neurotransmisores, las hormonas y con todo en el sistema nervioso central interviniendo en la neuroplasticidad glial. Podríamos decir que son moléculas de información como las hormonas, y los neurotransmisores.

> **Moléculas de información:** Hormonas, Neurotransmisores y citocinas

Las citocinas inflamatorias derivadas periférica y centralmente ejercen una influencia bidireccional a través de la barrera hematoencefálica o a través de fibras nerviosas aferentes (Vago)[136] por ejemplo, aunque hemos visto que hay más formas, sin embargo, el vago nos va a ser muy útil en este trabajo. El vago sin duda será un modelo para tener en cuenta en la acupuntura como estamos viendo, negarlo es no entender bien sus acciones.

Hoy se sabe que estas modificaciones sustanciales y objetivables en estas proteínas pueden generar un comportamiento típico que se llama: **comportamiento de la enfermedad.**

Es decir, ciertas citocinas provocan o promueven modificaciones conductuales y con ello emocionales, es por este motivo que necesito explicar bien el comportamiento de enfermedad, pues creo que la modulación de ciertas citocinas puede explicar "parte" del como la acupuntura actúa sobre la psique/Shen.

De hecho, sospecho que los acupuntores llevamos cientos de años trabajando sobre el "Comportamiento de enfermedad" y siempre lo entendimos a través de los patrones/síndromes descritos en la medicina china, que son sin duda las descripciones más precisas hechas sobre esta conducta. Para nosotros la conducta de enfermedad va más allá de solo una adaptación o respuesta inflamatoria, están implicados todos los sistemas PNIE.

6.1 La conducta de enfermedad

Tener en cuenta lo señalado nos habré las puertas a nuevos planteos terapéuticos, por los datos acumulados hoy sabemos que las citocinas proinflamatorias juegan un papel *fundamental en las patologías psiquiátricas*. Los clínicos observan diariamente como los sujetos manifiestan unos síntomas y signos ambiguos que no se pueden encasillar en una patología determinada, que sin embargo la medicina china si que puede a través de su propuesta basada en la diferenciación de patrones [Moltó, 2018]. Estos síntomas son generados por la influencia inflamatoria de estas moléculas, en concreto la IL-1. IL-6. TNF. Que hacen que el individuo genere un cuadro con síntomas como:

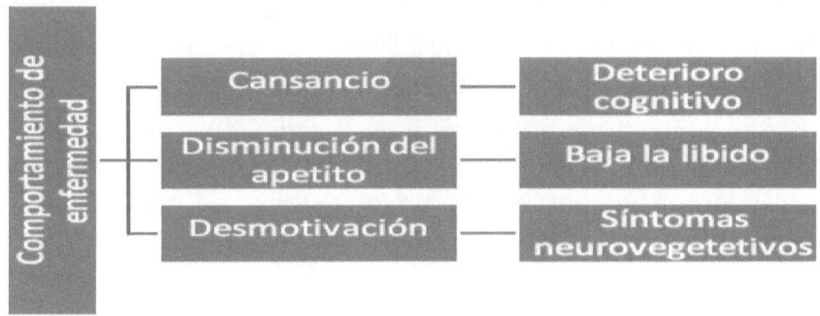

Esto se puede confundir con depresión. Desde la psiquiatría se esta replanteando si lo que antes se consideraba una enfermedad enteramente producida por la actividad mediada por los neurotransmisores, por ejemplo, la serotonina, no es más bien una enfermedad inflamatoria. Las preguntas que surgen ahora son interesantes, pues la acupuntura científica tiene evidencia de los mecanismos que pueden modular esta inflamación y con ello tener un nuevo enfoque más sistémico y mucho menos iatrógenico, como sucede con el uso de fármacos psiquiátricos.

El comportamiento de enfermedad descrito así es muy simplista, pues ¿qué son los síntomas neurovegetativos?, sin la menor duda son las distonias neurovegetativas que la medicina china desde hace siglos definió como patrones/síndromes.

Hay una *base* que es común a todas las enfermedades, esa base es la distonia neurovegenetiva, y con ello la inflamación subclínica, esta **distonia neuro-inflamatoria** manifiesta síntomas y signos[137] comunes que están detrás de todas las enfermedades occidentales que tan impresionantemente ha descrito la MTCh a través de su teoría del wu xing y que hoy la psiquiatría esta empezando a vislumbrar.

Los síntomas típicos de estar enfermo de forma más precisa son: dolor de cabeza, dolores generalizados, insomnio, mareos, vértigo, frialdad de las extremidades, frío corporal parcial o total, alergias, irritabilidad, agotamiento, trastornos circulatorios periféricos, digestivos, urinarios, sexuales, miedo, intranquilidad, palpitaciones, espasmo bronquial, hipersensibilidad a cambios climáticos, dificultad de concentración, etc., como vemos todos entran dentro de lo que llamamos síntomas, aún no se han convertido en signos, están todos dentro de procesos de Exceso de Qi. (SHI) están generándose acúmulos de Qi en el sistema de meridianos. El sistema simpático se está **cargando**.

<<*Es interesante señalar que los pacientes con distonía neurovegetativa cuyos estudios clínicos resultan frecuentemente negativos son los que más*

medicamentos recetados consumen. Los psicofármacos, hipnóticos y sedantes ocupan los primeros lugares, medicamentos que paradójicamente bloquean a un sistema vegetativo ya agotado. Un círculo diabólico peligroso.>> Koval.

Me gustaría añadir a los comentarios de Koval que no solo bloquean el sistema vegetativo sino que lo modifican y generan enfermedades iatrogénicas de primer orden. Un fármaco actúa engatillando el sistema de alostasis propio del organismo, imponiéndose con su química a los mecanismos adaptativos que nuestro cuerpo diseño a lo largo de la evolución. Este es un grave problema que los clínicos observan en su quehacer diario y que hoy los investigadores estamos empezando a señalar, sobre todo investigadores independientes a la industria. El por qué sigue este problema quizás este fuera del alcance de nuestra acción, sin embargo, si sabemos esto es responsabilidad del prescriptor dejar de generar enfermedades iatrogénicas aun que tengamos que renunciar a viajes pagados o dinero fácil a costa de la salud de los demás, triste situación.

Como dice Seyle: Si es importante encontrar remedios que nos ayude contra una u otra enfermedad, más importante aún sería aprender algo acerca del mecanismo de sentirse enfermo y los medios de tratar este síndrome general de enfermedad, qué está aparentemente superpuesto a todas las enfermedades individuales.

Los patrones descritos por la medicina china los podemos resumir en los siguientes[138]:

Patrones
Deficiencia Qi Corazón
Deficiencia Yang Corazón
Deficiencia Xue Corazón
Deficiencia Yin Corazón
Colapso Yang Corazón

Exceso de fuego Corazón

Bloqueo de Corazón por Flema

Bloqueo de Corazón por Flema y Fuego

Bloqueo Xue Corazón

Insuficiencia de Qi y Frio en Intestino Delgado

Dolor de Qi Intestino delgado

Qi de Intestino Delgado anudado

calor plenitud en intestino delgado

Xu Qi Pulmón

Xu Yin Pulmón

Pulmón congestionado por Flema Calor

Invasión de pulmón por viento/Frío

Invasion de pulmón por viento/calor

Sequedad Pulmón

Flema Humedad que obstruye al Pulmón

Sequedad Intestino grueso

Calor-Humedad Intestino Grueso

Colapso Intestino grueso

Calor intestino Grueso

Insuficiencia de Qi de Bazo

Hundimiento de Qi de Bazo

El Bazo no controla la Xue

Insuficiencia de Yang de Bazo

Frio Humedad Invade al Bazo

Calor Humedad en el Bazo

Xu Yin Estómago

Xu Qi Estómago

Fuego Estómago

Estancamiento Xue de estómago

Estancamiento de Alimento en Estómago

Insuficiencia y Frio en estómago

Invasión del Estómago por frío

Qi de Estómago se revela

Bloque de Qi de Hígado

Shi yang Hígado

Fuego de hígado

Viento por Shi yang hígado

Viento por calor de hígado

Viento por Xu xue e hígado

Xu xue de Hígado

Estancamiento de frío en en canal de hígado

Calor-Huemedad Vesicula Biliar

Xu qi Vesicula Biliar

Xu Qi Riñón

Riñón no contiene el Qi

Qi de Riñón no firme

Insuficiencia de Jing de Riñón
Xu yin Riñón
Xu yang Riñón
Xu yang de riñón con agua desbordada
Insuficiencia de Yin de riñón falso yang
Calor Humedad en Vejiga
Xu Qi y frío en Vejiga.

Todos estos patrones de algún modo configuran las distonias neuro-inflamatorias, es por ello por lo que su regulación incidirá en una modulación profunda y no superficial del desequilibrio.

Por desgracia muchos acupuntores no entienden que la eficacia de la acupuntura no reside en un punto concreto de acupuntura, como podemos estar viendo la acupuntura funciona de forma sistémica, su abordaje terapéutico no podrá sino ser de otro modo que sistémico.

En este trabajo voy a exponer puntos con evidencia científica en el control de la inflamación, **pero será un error teórico fundamental soslayar la teoría de las distonias neurovegetativas (patrones) que son las técnicas que realmente recuperan al sujeto.**

Que quiero señalar: La medicina china no se basa en el uso de un punto como si de un medicamento se tratara, sino más bien desde un modelo sistémico intenta regular el sistema, es por ello por lo que existe la teoría de los "síndromes/patrones". Si quiero ser fiel a la teoría china no puedo no explicar como la inflamación crónica se manifiesta en cada patrón, y desde esta exposición señalar los puntos de acupuntura que van a poder modularlo.

Para ello, y dada su complejidad voy a dedicar un capitulo 10, pero antes aun quiero dejar claro varios asuntos para pasar a la modulación inflamatoria.

Capítulo VII. La inflamación crónica desde la medicina china.

Para entender este capítulo primero debería de explicar como se gesta el calor interno en medicina china y este como se identifica como la inflamación crónica. Según la tradición hay dos fenómenos bioenergéticos fundamentales, a saber, los fenómenos por exceso (Shi) y los fenómenos por insuficiencia (Xu).

Exceso	Shi
Insuficiencia	Xu

La mayoría de los problemas en esta sociedad vienen determinados por cuadros de Shi, son muy fáciles de enlazar con el estrés, como bien nos ha demostrado la teoría del estrés. Estos cuadros de Shi a la larga se irán convirtiendo en cuadros de Xu, a través del fenómeno de desgaste. Quiero señalar que cuando hablamos de desgaste en realidad nos referimos muchas veces a resistencia a las hormonas que secreta el sistema PNIE. La teoría del estrés es muy similar a esta idea, de hecho, podríamos decir que es la versión biológica de la misma. Como hemos podido ir viendo a lo largo del trabajo presente, el estrés puede ser un factor de activación de las citocinas proinflamatorias. En acupuntura sabemos que el estrés psicológico es consecuencia de las pasiones, en concreto las cinco pasiones [Moltó, 2015][139], que es el marco teórico que explica el como la psique afecta al soma.

La sociedad actual es para la mayoría de los mortales, estresante, el ritmo de vida, las exigencias, las tensiones etc... Esto hace que nuestro organismo este siempre en alerta, en un estadio de continua excitación, esto es: con un **shi de yang**. El Shi de yang ya sea este de hígado o corazón, mantiene al organismo en un estado de actividad alostaticamente adaptado. Este estado de alerta, es decir este yang activo como hemos visto genera a primera instancia:

a) Activación del eje HHA.
b) Activación del sistema inmune natural y adquirido (Primeros momentos de la activación).
c) Activación de la vía de las QUIN.
etc...

Cuando digo adaptado me refiero a que, si bien está en shi, ese shi es una adaptación al entorno, por eso el termino estado de yangnificación. El problema no radica en que tengamos está subida de moléculas y actividad neuroinmunoendocrina acelerada ya que esto es una respuesta adaptativa y completamente fisiológica, nuestro organismo es completamente capaz de tolerarla, el problema es mantenerla en demasía en el tiempo, incluso las neurociencias explican que el mantener este estado por 8 horas o más, léase más; días, meses o años es lo que genera el inicio de una respuesta ante la cual no podemos adecuar una adaptación y enfermamos lentamente.

Sin embargo, como bien predice la teoría del estrés poco a poco se irá agotando el sistema, en este caso el yang irá debilitando al yin, hasta que se produzca un cuadro de inflexión donde el yang ya no podrá ser contenido por el yin y entraremos en una fase de Xu yin con falso calor, **siendo el falso calor la inflamación crónica.** Y con ello toda su sintomatología por deficiencia.

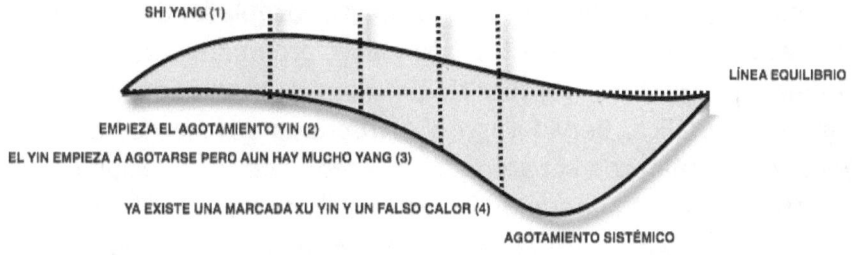

Mólto Ripoll. Juan Pablo

(1) Estado de Shi de yang: de Hígado o de Corazón.
(2) El yin poco a poco se va consumiendo por ese shi.
(3) El agotamiento empieza a ser evidente, aunque aún no se manifiesta en signos.

77

(4) Aquí el sistema se debilita el yin está en un claro cuadro de xu, y es justo en ese estado donde la inflamación pasa a su estado de cronicidad.

7.1 Xu yin con falso yang: Calor crónico

Este patrón general, es sin duda el que nos va a llevar al eje central de este libro. Los patrones de xu de yin/xue de riñón-hígado-corazón-pulmón son los que intervienen en el proceso de la inflamación crónica. Andrew H. Miller et al[140] señala en su trabajo que la inflamación podría representar un mecanismo habitual de las enfermedades en general, siendo hoy en día muy sospechosa de provocar trastornos neuropsiquiatrícos. Desde luego que estos patrones van a dar respuesta a todos los cambios de la conducta señalados en este libro.

En los trabajos de Miller se observa que los pacientes tienen aumentados los biomarcadores que se relaciona con procesos inflamatorios, sobre todo en sangre periférica, estos marcadores desde nuestro punto de vista son muy interesantes porque de algún modo nos van a indicar como se encuentra el paciente, sobre ellos hablare en capítulo 8 como por ejemplo la PCR. Aunque señalar que desde el instituto estamos trabajando en determinar esta inflamación crónica con el uso de la sangre coagulada. Como hemos visto esta xu yin genera estas citoquinas proinflamatorias que se cronifican y acceden al cerebro sin problemas, a través de la barrera hematotencefálica, nervio vago o estructuras adyacentes de este modo interactúan con el parénquima cerebral en modulación de los neurotransmisores generando las esferas fisiopatológicas conocidas por participar en la depresión, incluido el metabolismo de los neurotransmisores, la función neuroendocrina y la plasticidad neural. Esto es lo que afecta a la neurogénesis y a la consiguiente degeneración objetiva del yin.

De hecho, se cree que la activación de las vías inflamatorias dentro del cerebro contribuye a la confluencia de la disminución del soporte neurotrófico y la alteración de la liberación/recaptación de glutamato, al igual que el estrés oxidativo, lo que da lugar a una excitotoxicidad y la pérdida de los elementos gliales, lo que coincide con los hallazgos neuroanatomopatológicos que caracterizan los trastornos depresivos y muy posiblemente a sus conductas, que los clínicos en acupuntura diferencian muy bien en los cuadros de:

- Xu yin Riñón.
- Xu yin/Xue Hígado — ascenso de yang por deficiencia (falso calor=inflamación crónica)
- Xu yin/Xue Corazón

Un estrés sostenido como sabemos es capaz de estimular las moléculas de señalización inflamatorias, incluido el factor nuclear kappa B, en parte, a través de la activación de las vías eferentes del sistema nervioso simpático. Aquí estaríamos hablando de la fase (1) y (2).

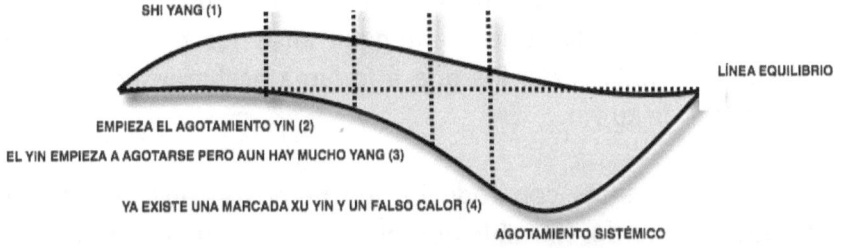

Mólto Ripoll. Juan Pablo

Donde se está gestando la activación inflamatoria y la debilitación del yin que nos llevara a la "depresión" o conducta de enfermedad (capítulo 6). Es interesante destacar el hallazgo por el cual los pacientes deprimidos con un aumento de los biomarcadores inflamatorios tienen más probabilidades de manifestar resistencia al tratamiento, y, en diversos estudios, el tratamiento antidepresivo se ha asociado con una disminución de las respuestas inflamatorias. Esto debe de ser por la debilidad del yin, que va complicando el cuadro.

Por último, siguiendo las ideas de Miller, los datos preliminares procedentes de pacientes con procesos inflamatorios, al igual que de pacientes deprimidos sin antecedentes patológicos, **sugieren que la inhibición de las citocinas proinflamatorias** o sus vías de señalización podría mejorar el humor depresivo y aumentar la respuesta al tratamiento con fármacos antidepresivos convencionales. Es obvio que el modelo propuesto por el autor es puramente químico, nosotros desde la acupuntura en vez de proponer medidas químicas vamos a proponer medidas alostáticas y recuperadoras de los balances en las moléculas de información, a **través de la neuroinmunomodulación con el uso de la acupuntura.**

Finaliza el trabajo de A.H. Miller señalando que las implicaciones transaccionales de estos hallazgos incluyen la oportunidad exclusiva de identificar las poblaciones pertinentes de pacientes, aplicar tratamientos inmunodirigidos y, además de la conducta, monitorizar la eficacia terapéutica a nivel del sistema inmunitario. La población de pacientes con estas predisposiciones evidentemente será las que mantengan altos los niveles de **shi yang**. Que sin duda serán los que a la larga acabarán generando estos cuadros de xu yin.

Si somos congruentes con todo lo que hemos estado señalando hasta aquí, no es de extrañar que el proceso inflamatorio que es soportado en primera instancia por cuadros de shi modulan nuestra conducta y nuestro estado emocional, pues el Shi de yang nos hará sentir:

- Irritabilidad
- Susceptibilidad
- Desasosiego
- Ansiedad
- Estado de alerta continuo
- Obsesión

Etc...

Eso en el área de las sensaciones, pues en el área biológica, las alteraciones simpáticas, o de shi de yang nos crearán lo que vamos a describir en los siguientes puntos.

7.1.1 Aumento de la tensión

Si aumentamos el shi de yang de alguna forma estamos aumentando el ritmo cardíaco, si este aumento de yang es agudo y transitorio todo funcionara correctamente, pues nuestro sistema de vasos y arterias está más que preparado para ello. Sin embargo, supongamos que estas subidas de yang dejan de ser transitorias, o peor aún, son repetitivas y frecuentes, y además no son porque nos persigue un león, pues si nos persigue un león de algún modo tendré alterado el ritmo cardíaco, como es lógico estaré corriendo por la sabana africana, más me vale que mi simpático acelere el ritmo de mi corazón. Pero... que ocurre cuando estoy en el despacho y veo que los tiempos no me dan para atender a todo mi trabajo acumulado, el corazón de igual modo que se altera por un león se altera por un pensamiento anticipatorio estresante, siendo el mecanismo a la postre el mismo, es decir; subir yang y aumentar la presión sobre los vasos y arterias que estas como de una manguera se tratase tiene que sostener toda la fuerza aumentada, y claro no es lo mismo regar apaciblemente con una manguera las plantas del jardín, que aguantar la manguera de un bombero en pleno incendio, (mucha más presión) esto es justo lo que sucede con las arterias, si no hay presión los músculos que las rodean están distendidos, relajados, ahora bien, si hay presión estos deben de hacer más fuerza, pues la presión incide contra las pareces de las arterias, si esta presión es muy repetitiva o duradera ellos (los músculos) como buenos fisicoculturista aumentaran la musculatura y así se endurecerán las arterias para que estas aguanten los embistes del shi de yang crónico. Y voila ya tenemos menos resistencia a los cambios de presión y un endurecimiento de las arterias y con esto un aumento de la presión, es decir hipertensión.

Este aumento de la tensión lamentablemente si se sostiene en el tiempo generara lesiones en la luz de las arterias y arteriolas, sobre todo en los vasos más finos, los capilares, estas lesiones estimularan al sistema inmunológico a que se secreten más sustancias inflamatorias, amen del colesterol que este flotando por la zona, será más fácil que se adhiera a las zonas lesionadas, en fin, un campo nada halagüeño para la salud del paciente.

De igual modo que la TA aumenta, la inflamación también, o mejor dicho las moléculas proinflamatorias, y esto ¿por qué? Obvio, si el Leon nos alcanza, nos va a hacer daño y mucho, es por ello por lo que no esta de más tener todos mis programas de regeneración activos, para la situación, el proceso inflamatorio nos protege, pues es una reacción innata.

En medicina china decimos que el WeiQi es el Qi defensivo, este nos protege de los agentes patógenos externos, el ZhenQi es un Qi defensivo más difuso e interno, que se reparte por todos los Zhang-Fu, podríamos decir que:

WeiQi	Sistema inmune natural / Reacción inflamatoria aguda
ZhenQi	Sistema inmune Adquirido / Reacción inflamatoria crónica

El Shi de yang sobre actúa en el WieQi, y a la larga debilita el ZhenQi.

Esa inflamación es aguda y sana, el WeiQi nos prepara, pero sucede exactamente como la TA, al final se agotará, y no dejara que la calma regule la situación, y lo que en un momento fue algo positivo ahora se convierte en algo negativo, iremos generando un cuadro de inflamación crónico, un cuadro que sin duda nos traerá más problemas que ventajas.

Recordemos el Zhang de Pulmón agotara a la madre el Zhang de Bazo, este acabara generando cuadros de Xu de xue/qi y yin por desgaste.

La medicina china define al sistema inmunológico de una forma específica, nos habla de unas defensas mediadas por una energía Wei, una energía inespecífica que podemos relacionar con la respuesta inflamatoria [Moltó 2017][141], esta energía Wie o WieQi es fundamental en la respuesta mediada por el sistema inmunológico.

El WieQi al igual que el sistema inmune es la primera línea de defensa ante cualquier patógeno externo, es por ello lo importante de que esta energía este funcionado adecuadamente. Nuestro sistema inmune libera y produce citocinas que median esta acción inflamatoria, por ejemplo: el factor de necrosis tumoral (TNF), las Interleucinas (IL) 1 y 6, la proteína del grupo de alta movilidad B1 (HMGB1) entre otras. Es así como nuestro sistema inmune responde ante diferentes patógenos. No obstante, y aquí es donde quiero hacer insistencia, es cuando está respuesta es excesiva o se crónifica, cuando se daña y alteran de algún modo al resto de sistemas.

Inflamación aguda.

Estásis de Qi en canales que genera inflamación. En respuesta a una reacción mecánica, por ejemplo, ante la lesión de tejidos, desgarros, contusiones etc… Se bloquea el Qi y la Xue en los canales.

Fuego/calor tóxico. En respuesta a una infección por un patógeno, factores climáticos en relación con microorganismos. (hongos, bacterias, virus).

Y por estrés prolongado de origen psicológico, que al final altera los ejes. Es este punto el que más nos interesa.

Inflamación crónica.

Procesos sistémicos que se asocian con agotamiento de la respuesta inmune generando un cuadro de insuficiencia de yin y en consecuencia generando una inflamación crónica, en este caso un falso calor. Esto lo podemos ver muy bien en la fisiología del estrés crónico. Relación entre el sistema endócrino y el sistema inmune.

7.1.3 Aparato gastrointestinal.

Ahora nos centramos en este sistema, como es lógico pensar cuando un león nos persigue la digestión pasará a segundo plano, traducido a la medicina china seria:

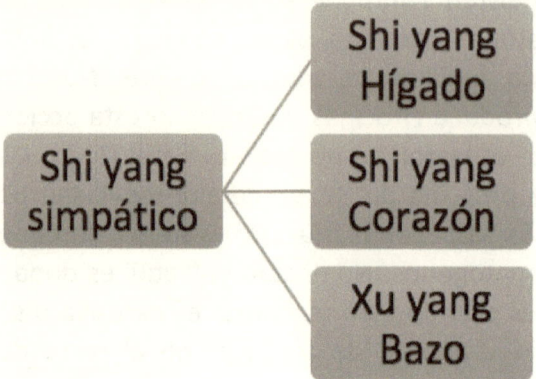

Cuando el simpático se activa la actividad digestiva decae. Es entendible porque las personas con estrés crónico al final de algún modo generan una deficiencia de Qi de Bazo y problemas intestinales y digestivos.

Todos estos problemas y muchos más irán gestando la teoría de los síndromes/patrones que explicaremos en el capítulo 10

Capítulo VIII. Marcadores inflamatorios.

Es necesario tener algún mecanismo de medición de la inflamación crónica. Saber lo inflamado que esta nuestro organismo nos señalara lo comprometido que esta nuestro sistema PNIE. En Medicina china de algún modo poseeremos un mecanismo subjetivo de medición que son los patrones, sin embargo, si pudiéramos adjúntalos con pruebas biológicas sería mucho más enriquecedor.

Sabemos que los principales órganos de síntesis de biomarcadores del estado inflamatorio son el hígado, los adipocitos y las células del sistema inmune.

A la hora de cuantificar la inflamación en humanos surgen dos retos. En primer lugar, no existe por ahora un único marcador (molécula o célula) para medir la inflamación en una determinada muestra biológica como puede ser la sangre, sino que se deben tener en cuenta varios de ellos. Por otro lado, no están definidos los rangos de referencia para los diferentes marcadores inflamatorios en las diferentes etapas de la vida (niños, adolescentes, adultos, gestantes y personas mayores). Todo ello unido a que el uso de parámetros inmunológicos está limitado por la necesidad de expertos inmunólogos, un laboratorio especializado y los altos costes de las técnicas inmunológicas, hace que la mayoría de las veces no se tenga en cuenta su estudio en un análisis de sangre rutinario[142].

Los mediadores de la inflamación más estudiados como predictores de riesgo cardiovascular son[143][144][145][146]:

- **Proteínas de fase aguda de origen hepático**: proteína C-reactiva (PCR), factores del complemento C3 y C4, proteína Amiloide A Sérica (AAS), ceruloplasmina,

fibrinógeno e inhibidor de la activación de plasminógeno (PAI-1).
- **Citoquinas proinflamatorias**, como la interleuquina-6 (IL-6), IL-1β), el factor de necrosis tumoral alfa (TNF-α) y el interferón-gamma (IFN-γ).
- **Marcadores de disfunción endotelial:** Moléculas de adhesión vasculares (como la VCAM-1 -molécula de adhesión celular vascular-1-) e intracelulares (como la ICAM-1 -molécula de adhesión intracelular-1- y la E-selectina).
- **Hormonas secretadas por los adipocitos**: leptina y resistina.
- **Recuento de leucocitos totales**.
- Otros (por ejemplo, la velocidad de sedimentación globular (VSG).

Sin embargo, la PCR es el marcador de inflamación más conocido y más usado en la práctica clínica, por varias cosas lo primero es sencillo de medir y no es muy caro. Es bastante sensible a la inflamación, es sistémico, es decir no nos va a decir que enfermedad tiene, por eso lo denominamos marcador de inflamación inespecífico. Sin embargo, a nosotros nos es útil, pues no es eso lo que buscamos, sino más bien el estado general que es justo lo que necesitamos saber, no que enfermedad tiene.

En la valoración del riesgo cardiovascular, se utilizan los siguientes puntos de corte: bajo riesgo, PCR menor de 1 mg/L; riesgo medio, PCR entre 1 y 3 mg/L; y alto riesgo, PCR mayor de 3 mg/L.

Niveles de PCR superiores a 1 mg/L se consideran indicativos de un estado inflamatorio sistémico de bajo grado.

Debemos de saber que en una fase de Shi yang de hígado o corazón aguda los nieves de PCR pueden estar superiores a 10 mg/L pueden reflejar una respuesta de fase aguda a una infección o desórdenes caracterizados por una inflamación aguda, de forma que esta situación va a requerir repetir el análisis al cabo de 2 semanas.

Conviene considerar que existen muchos factores que pueden modificar los niveles de los marcadores inflamatorios e incluyen: edad, grasa corporal, actividad física y hábitos tabáquicos, estos factores como bien dicen en el articulo deben de tenerse en consideración. Nosotros lo que buscamos son tendencias, y una buena forma de observar la distonia neuroinmunológica son sin duda este marcador.

En una de las revisiones desde mi punto de vista mejor elaboradas a las que he tenido acceso y publicada en el 2018 se concluye que:

Silvia Aróstegui Uranda: Marcadores Inflamatorios en depresión. Universidad País Vásco.

Los indicadores:
- PCR
- IDO
- Proteína S-100B

Están elevados en pacientes con depresión.

Las elevaciones de estas dos proteínas en plasma guardan relación con el descenso del colesterol-HDL, sugiriendo un exceso de actividad inflamatoria.

8.1 Indicadores cualitativos de los patrones

En estos últimos meses, he estado trabajando en mi laboratorio desarrollando el estudio de marcadores cualitativos de fácil obtención y que nos señalen de algún modo el proceso inflamatorio en tiempo real en nuestra clínica. Para ello estamos usando la capiloscopia y la microscopia de la coagulación de la gota en sangre. Estos sistemas de medición cualitativa son muy interesantes pues nos señalan de forma objetiva y rápida el grado de shi de yang que sufre el paciente y en consecuencia podremos también encontrar marcadores fiables de inflamación. Este trabajo lo pueden encontrar en el libro: Análisis cuantitativos sistémicos de los síndromes de la medicina china. (Moltó 2019)

Capítulo IX. Abordajes en Acupuntura Científica.

La acupuntura científica se basa en buscar la evidencia en los puntos que desea tratar, sin embargo en este campo aún hay mucho por hacer, siendo ese nuestro primer objetivo en nuestro laboratorio de investigación. Desde ahí coordinamos con instituciones a nivel internacional para conseguir nuestros objetivos. De momento estos trabajos que ahora usted está leyendo nacen de ese objetivo, la revisión sistemática de bases de datos científicas y las aportaciones modestas desde nuestras instalaciones para crear líneas serías y documentadas de investigación basada en la evidencia. Las ideas de este libro surgen de mi publicación en el IVº encuentro de investigación en el área de la salud celebrado en Porto en el mes de abril del 2019, allí publique de forma preliminar un póster presentando estas ideas y el trabajo que ahora usted tiene entre manos.

En este volumen si usted se ha dado cuenta se enlaza la mente/shen con la inflamación y está con la acupuntura. Este enfoque amplia la mirada de la acupuntura más allá de los mecanismos descritos en multitud de trabajos. Es una especie de moda actual entender la acupuntura desde los mecanismos puramente neurofisiológicos. Siempre se ha tendido evidencia de mejor o peor calidad en el cómo la acupuntura funcionaba a este nivel, es decir el neurológico. Sin embargo, este modelo si bien explica parte deja muchas lagunas por contestar, a nivel de revisión científica de los efectos de la acupuntura neurofisiológica les recomiendo el trabajo del Dr. Edgardo López, titulado Neurofisiología de la Acupuntura (2005), ahora sigamos, por ejemplo:

¿Cómo la acupuntura puede modificar un estado emocional?

Para contestar esta pregunta hay varias hipótesis, por ejemplo, la de **los marcadores somáticos** (Moltó 2005,2019), en ella expliqué como las teorías de Antonio Damasio podían arrojar luz en este tema, si bien estaríamos hablando de modulaciones neurofisiológicas, con este nuevo trabajo añado a los marcadores somáticos en el escenario. Con la idea de los marcadores somáticos podemos entender como la acupuntura puede influir en dirección a la conducta.

Sin embargo, en este trabajo, añado una teoría más a la propuesta de teorías esgrimidas por la acupuntura; **la inflamación**, que como hemos visto en este trabajo puede estar detrás de ciertas conductas desadaptadas.

En este capítulo voy a presentar puntos de acupuntura que tienen acciones sobre el proceso inflamatorio y así empezar a señalar sus funciones sobre la conducta, al mismo tiempo que lanzo propuestas de investigación. Recuerden los capítulos anteriores, para que se realice una buena modulación debemos de tener en cuenta siempre la búsqueda del QI, DeQi. Cap 5.

El primer punto va a tratar sobre a modulación del nervio vago, pues pienso que puede ser un buen regulador del proceso inflamatorio sistémico.

9.1 Sistema autónomo y su modulación

9.1.1 Nervio Vago

Hoy sabemos que el nervio vago está muy vinculado a sintomatología de todo tipo, por ejemplo: en agotamiento de Qi, exceso de yang, problemas intestinales, sensibilidad a los alimentos, ansiedad, etc... Sabemos que de algún modo el nervio vago participa en multitud de patrones descritos por la literatura china.

En general se sospecha que hay un tono vagal más bajo de lo normal, haciendo que sus acciones sean menos eficientes. Más delante explicare que el tono vagal se reacciona con la función yang de Bazo y Riñón.

9.1.1.1 El vago a nivel sistémico[147]

Sabemos que el nervio vago es un nervio que conecta muchas partes del cuerpo generando una red de control, junto con el simpático, órganos como: cerebro, intestino, estómago, corazón, hígado, páncreas, vesícula biliar, riñón, uréter, bazo, los pulmones, los órganos de fertilidad, el cuello (incluyendo la faringe, laringe, esófago), los oídos y la lengua son todos órganos diana de este complejo sistema nervioso.

Es importante saber que, de algún modo, este conjunto de nervios regula el shi yang de Hígado y Corazón, pues los frena, al regular el eje HHA. La estimulación del nervio vago normaliza un elevado eje HHA (CRH, ACTH y cortisol), es por este motivo que su estimulación es una regulación a la baja del yang de Corazón-Hígado y al alta de Bazo-Riñón.

Es importante entender que la hormona del crecimiento se vera estimulada por este nervio. Al igual que la paratiroidea, que es importante para la conversión de la vitamina D3. La estimulación del nervio vago hace que segregue péptido intestinal vasoactivo (VIP). Como podemos empezar a entender de forma indirecta y directa influirá con la inflamación crónica.

9.1.1.2 El Vago y el Yang de Bazo

Si nos atenemos a la teoría tradicional china y a las funciones que está le atribuye al Bazo, pronto nos damos cuenta de que se están refiriendo a los órganos de la digestión, sobre todo al Estómago y al Duodeno, y con ello a los demás órganos que de algún modo favorecen la generación del GuQi y con ello la Qi y Xue. Es por lo tanto la estimulación del vago un modo de generar Qi y Xue. P.e 36E.

A nivel intestinal mejora la secreción ácida y el movimiento intestinal[148], de hecho, debemos de saber que la actividad simpática disminuye justo estas funciones, (Shi yang Hígado-Corazón) por este motivo el Shi de yang de hígado y/o corazón disminuyen el yang de Bazo, y la activación del vago hace el efecto contrario.

Al aumentar el yang de bazo se secreta más histamina[149] en las células del estómago y esto ayuda a que se libere más ácido y con ello mejore el transporte y transformación del Bazo generando más GuQi, es decir la función de la génesis de qi y xue, es por ello como veremos que el 36E es un punto muy indicado para esta acción. A demás la liberación del factor intrínseco mediada por el vago ayuda a absorber mejor la vitamina B12. Por otro lado, la auriculoterapia será de mucha utilidad para también modular el vago, como veremos a continuación.

9.1.1.3 A nivel del Shen y Corazón

A nivel de Corazón, es sin duda uno de los sitios más importantes de su acción desde mi punto de vista pues, modula la variabilidad cardíaca, su frecuencia y la presión arterial[150]. Esto sucede por su acción de modulación del yang. Fenómeno que mejora sin duda la coherencia cardíaca y con ello estabiliza el Shen. Al modular la coherencia cardíaca ayuda a la persona a socializarse mejor. Por ejemplo, una acción propia de este nervio es sintonizar la voz humana con el oído, para así comunicar mejor. Por otro lado, ayuda a liberar oxitocina que como sabemos mejora las relaciones sociales[151].

A nivel del Shen sabemos que su estimulación modula la ansiedad y la depresión, esto es posible por su acción antiinflamatoria.

Con respecto al Qi.

Nosotros sabemos que parte de las funciones del Qi es nutrir y alimentar a los órganos y tejidos, la función del vago es con respecto al páncreas e hígado equilibrar la glucosa, combustible necesario para el buen funcionamiento de las células.

9.1.1.4 A nivel del Riñón

Actúa mejorando su función, como vemos actúa como en el Bazo aumentando su yang. Sabemos que en los riñones libera dopamina, lo que ayuda a secretar el sodio y controla de ese modo también la tensión. Quiero señalar que a nivel de vejiga la estimulación del vago hace que la orina se retenga, es por ello por lo que cuando una persona tiene una hipotonía vagal orina más, en medicina china se llama orina clara y profusa por debilidad de Riñón.

9.1.1.5 A nivel antiinflamatorio

Es en este punto donde podemos encontrar el significado de la estimulación sistémica de este nervio, pues sabemos que la liberación de acetilcolina en los órganos diana controla la inflamación Crónica. En este caso desde mi punto de vista la acción sistémica es muy interesante desde la modulación auricular.

9.1.1.6 A nivel del del Chong mai. Es importante señalar que el Chong mai tiene un cuadro llamado útero frio, que hace referencia evidentemente a la falta de aporte de xue a sus tejidos. Debemos de saber que por ejemplo la erección de los órganos genitales tiene que ver con la activación parasimpática que permite que entre sangre a los tejidos y así provocar la erección tanto en los órganos masculinos como en los femeninos. La estimulación del vago hará que el Chong mai se caliente y tengamos un útero caliente, y que sea consecuente con la mejora de la fertilidad. De hecho, sabemos que de algún modo la estimulación del vago va a facilitar el orgasmo en mujeres, precisamente por calentar el útero y conseguir que carguen más qi. Por otro lado, es importante señalar que el estimulo del vago facilita la liberación de testosterona facilitando así el yang de Riñón.

9.2 El ciclo medio día meda noche. Como sabemos en medicina china los ritmos biológicos de los meridianos se gestan a determinadas horas, esto en biología lo conocemos como ritmo circadiano y en medicina china como ciclo medio día media noche, sabemos que este ciclo se inicia con el pulmón y recorre las 24h del día. El vago se encarga en parte de trasmitir estas señales a nivel sistémico. Estas señales se controlan por un sistema complejo de relojes internos y externos que van a ir informando al organismo de la situación en la que se encuentra con respecto al entorno, uno de los estimuladores del entorno más importante es el ciclo luz-oscuridad. La zona del cerebro que modula estos ciclos es la pineal, a través de hormonas tan importantes como la melatonina. Es por ello por lo que la regulación de los ciclos circadianos se hace desde la modulación de la pineal y la concha auricular. De hecho, tenemos un punto de acuriculoterapia que regula la pineal.

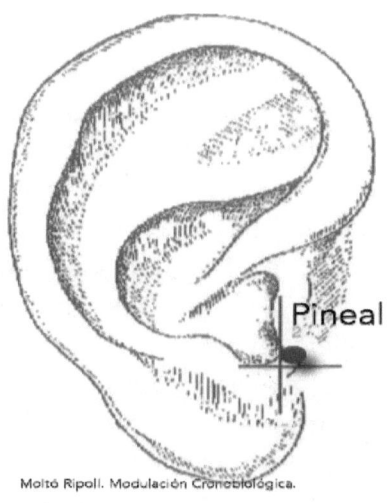

Moltó Ripoll. Modulación Cronobiológica.

9.3 La acetilcolina

Como sabemos la acetilcolina es el principal neurotransmisor vagal, es el mecanismo por el cual el nervio vago estimula a sus órganos diana. Una de las funciones de la acetilcolina es la disminución de citoquinas tales como: TNF, IL-1beta, IL-6 e IL-18, y como hemos visto a lo largo de este trabajo, el proceso inflamatorio se puede modular compensado la balanza simpática/parasimpático.

Disponemos de sobrada evidencia en cuanto la acción de la acupuntura con respecto a la modulación de la actividad autónoma. Es un hecho constatado que la acupuntura modifica la actividad simpática desviándola hacia la parasimpática, hacia predominio vagal. (Huang et al., 2005; Nishijo, Mori, Yosikawa, y Yazawa, 1997). Esto va a ser de gran relevancia, pues como hoy estamos viendo nuestros pacientes sufren de **shi de yang** de Hígado-Corazón, en general por el estrés sostenido en la vida, el shi de yang es una activación simpática en cuanto se refiere al binomio Corazón-Hígado, si está activación, perdura más allá de la respuesta al estimulo, es decir se cronifica, entramos en una activación simpática crónica con activación del eje HHA. Esto en medicina china se traduce en estado de yangnificación del eje Hígado-Corazón y perdida de la activación yang del eje Bazó-Riñón. Es por ello, que la acupuntura puede equilibrar este estado de cosas por desviar la activación hacia el parasimpático. (Moltó.,2018), siendo el **parasimpático en algún sentido modulador de la inflamación.**

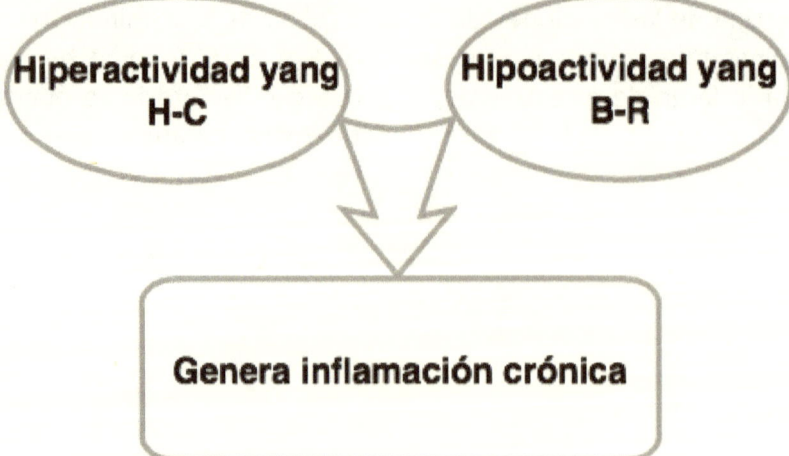

La acupuntura por ejemplo regula afecciones donde existe una disfunción autonómica como las que presentan náuseas y vómitos. Por otro, lado el dolor crónico puede ser debido ha esta activación (Streitberger, Ezzo y Schneider, 2006. Passatore y Roatta, 2006; Schott, 1999).

Desde nuestro punto de vista la regulación del sistema autónomo es importante pues como sabemos, controla los vasos sanguíneos que están dentro de los músculos y las fibras musculares extrafusales e intrafusales mediante la ramificación de los colaterales (Bombardi et al., 2006; Selkowitz, 1992). Es por ello por lo que la **tensión de nuestros músculos de algún modo depende de nuestra actividad simpática**. Hoy sabemos que el estrés puede como hemos señalado generar esa tensión o activación simpática, y está aumentar el tono muscular generando dolor, (Barker y Saito, 1981; Passatore, Filippi y Grassi, 1985). Aquí podemos ver como las emociones/pasiones se descargan de algún modo en nuestros meridianos tendino-musculares, es decir músculos. Esto nos lleva a postular que la regulación simpática/parasimpática modulara el dolor por esta vía y por otras, siendo por ejemplo la fibromialgia una patología que podría beneficiarse de esta situación. De hecho, hay estudios que señalan que en los pacientes con dolor lumbar se manifiesta un desbalance entre la actividad simpática y parasimpática. (Gockel, Lindholm, Niemist y Hurri, 2008). Ahora esta relajación muscular de algún modo también actuará sobre el Shen del paciente, pues como sabemos, la psique deposita en los músculos sus estructuras emocionales, lo que Reich denomino, corazas caracteroanalíticas.

Tenemos que saber que la estimulación en el punto de acupuntura (E 36) *Zusanli*, de algún modo induce señales de actividad de la proteína c-Fos en el núcleo del tracto solitario del vago, donde se reciben aferencias viscerales primordiales y que tiene conexiones bidireccionales con áreas superiores cerebrales[152].

También la estimulación de (E 25) *Tianshu* induce señales de actividad de c-Fos en las neuronas situadas en la zona rostroventrolateral del bulbo raquídeo, donde se realizan las conexiones con la médula espinal para la regulación simpática de las funciones cardiovasculares[153]. Por otro lado, se ha demostrado que la estimulación del nervio vago disminuye las respuestas inflamatorias producidas por lipopolisacáridos (endotoxinas)[154]. Basándose en los trabajos de Tracey et al[155], los autores del presente hipotetizan sobre el hecho de que, si las señales producidas por la EA se transmiten a la región nuclear dorsal del Vago y activan las eferencias vagales, podrían tener relación con los cambios que se producen en las respuestas inflamatorias en órganos internos diana, como, por ejemplo, el bazo. De hecho, demuestran que al realizar la EA sobre el punto E 36 se alteran los valores de producción de TNF-α (factor de necrosis tumoral alfa) tanto en el bazo, como en el suero. El TNF-α es una proteína del grupo de las citocinas que estimula la fase aguda de la reacción inflamatoria y que interviene en diversas patologías.

En el trabajo de Kouihc Takamoto se preguntaron si el Deqi (sensación de llegada del Qi) puede modular la actividad autónoma a demás de los puntos usados. (Sakai et al., 2007). Es de vital importancia entender por que se debe de buscar el Qi. La manipulación experimental en este trabajo fue la siguiente: Se insertó una aguja de acupuntura en el músculo trapecio derecho de los sujetos y se manipulo la aguja hasta lograr el DeQi esto se hizo varias veces. Sé pudo observar un descenso de la frecuencia cardíaca y presión arterial sistólica, siendo indicativos estos datos de una acción sobre la actividad del sistema nervioso autónomo. A nivel de EEG, se pudo observar un aumento no especifico de todas las bandas espectrales, sobre todo las theta y alfa, esto sugiere que la regulación del sistema nervioso periférico podría ser a través del sistema nervioso central.

Hay estudios con resonancias magnéticas funcionales (fMRI) que señalan como el 6MC al ser estimulado buscado el QI activa regiones corticales y del tronco cerebral, incluidas las cortezas somatosensoriales primarias y secundarias, la circunvolución frontal media y superior, la ínsula, la corteza prefrontal dorsolateral y el locus coeruleus, mientras que está sensación se asocia con disminución de la actividad (desactivación) en la corteza prefrontal ventromedial, la corteza orbitofrontal y la corteza cingulada perigenual y subgenual (vmPFC / pgcc). Además, la actividad en el vmPFC, la corteza prefrontal dorsolateral, el pgACC, el hipotálamo, el gris periductal, la médula ventromedial rostral y la médula ventrolateral se asocian tanto con sensaciones de qi (Napadow et al. 2012) han investigado las relaciones entre el cerebro. (Beissner, Deichmann, Henke y Ba r 2012)

En otro trabajo se comparo el uso de puntos como el 36E y 9B y puntos falsos para observar si esto era importante, constatándose que la diferencia es significativa, el 9B induce mayor sensación de dolor y aumenta a conductancia de la piel asociado a una actividad mayor de la **ínsula,** mientras que el 36E se asocia más con una bajada de la frecuencia cardíaaca, **asociado a redes neuronales en reposo** y **actividad sobre la corteza prefrontal medial**, asociándose esto a la inducción de las **respuestas autónomas.**

Sabemos que la corteza prefrontal medial envía fibras eferentes directamente al hipotálamo y al tronco cerebral, que está involucrado en el **control autonómico y conductual en condiciones de estrés** (Hadjipavlou, Dunckley, Behrens, & Tracey, 2006; Ongur, An, & Price, 1998; Rempel-Clower & Barbas, 1998). Está demostrado que está zona se correlaciona con los niveles de la **hormona adrenocorticotrópica** en sangre (Liberzon et al., 2007) **y la actividad simpática** (Critchley, Elliott, Mathias y Dolan, 2000). Además, **nuestros estudios anteriores han informado que la actividad hemodinámica en la parte dorsal de la corteza prefrontal medial se reduce por la llegada del Deqi** (Takamoto et al., 2010), Estos resultados sugieren que las **sensaciones deqi podrían inducir la desactivación en la parte dorsal de medial y ventral que a su vez** podría aumentar la actividad nerviosa parasimpática y disminuir la actividad nerviosa simpática.

9. 4 Modulación del reflejo vagal a través de la Auticuloterapia

La oreja es un órgano que tiene una gran relación con el sistema nervioso. Podemos ver a nivel embriológico sus zonas bien delimitadas.

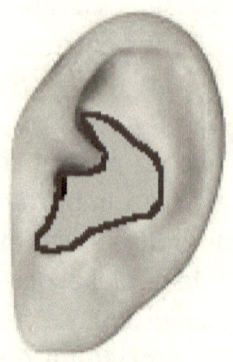

Nervio Vago

Investigadores tanto chinos como occidentales han reconocido la relación entre la aurícula y la regulación vagal[156]. Estas relaciones son muy interesantes, pues como hemos visto el vago tiene una gran acción sobre el yang de Bazo y Riñón. Es importate saber que con la oreja podemos actuar de forma sistémica y refleja con el resto del cuerpo gracias a estas inervaciones. El reflejo de Arnold fue descrito por primera vez en 1832 por Friedrich Arnold, profesor de anatomía en la Universidad de Heidelberg en Alemania. Es uno de los reflejos somato-parasimpáticos más importantes que vamos a poder usar en nuestra modulación neurovegetativa, sobre todo en la estimulación del yang de Bazo y Riñón, y en consecuencia la sedación del yang de Hígado y Corazón, por modulación. De algún modo, no puede existir doble activación del eje Hígado-Corazón y eje Bazo-Riñón, por lo tanto, al estimular el vago se modulan estos ejes. La estimulación física del meato acústico externo inervado por la rama auricular del nervio vago provoca como se ha demostrado una tos muy parecida a los otros reflejos de la tos inducidos por el tono vagal. Sabemos que la estimulación de esta zona desacelera la actividad cardíaca (yang Corazón) e incluso la respuesta asistólica y depresora, inducidas por estimulaciones, como la acumulación de cerumen en el canal auditivo o la concha auricular[157] [158].

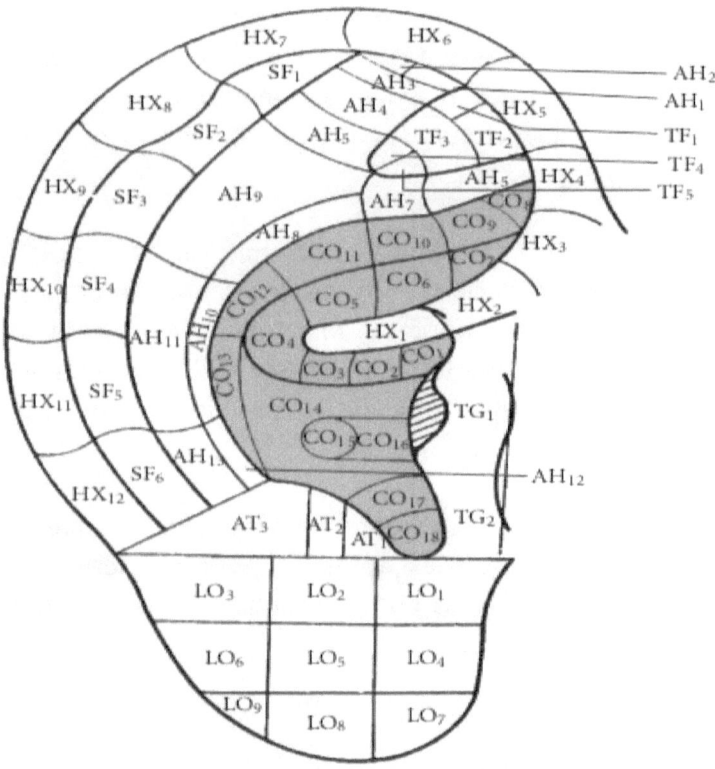

Nosotros vamos a usar los puntos consensuados según los estándares nacionales de la ubicación de los puntos de acupuntura auricular[159], los puntos de acupuntura auricular que tratan enfermedades viscerales se encuentran principalmente en la concha auricular (ver Figura) en color. Podemos deducir pues que el nervio vago forma una conexión entre la aurícula y las regulaciones autonómicas.

Es interesante entender la relación entre la rama auricular del nervio vago y el núcleo del tracto solitario. Se ha investigado en la actualidad está relación anatómica entre la rama auricular del nervio vago y el núcleo del tracto solitario (NTS), siendo de algún modo interesante para entender la acción de la acupuntura en está zona[160]. En un estudio en animales, la estimulación de la concha auricular indujo un efecto hipoglucémico al activar las neuronas en el NTS[161]. También se encontró que la estimulación del punto acupuntura auricular CO15 Es decir corazón, activa las neuronas relacionadas con el corazón en el NTS para provocar la inhibición cardiovascular, mientras que la inactivación del NTS con anestésicos locales disminuyó las respuestas inhibitorias cardiovasculares provocadas por la acupuntura auricular[162], es decir este punto desciende el yang de corazón.

Recientemente, se sugiere evaluar la función del nervio vago a través de la estimulación eléctrica transcutánea de las partes inervantes de la rama auricular del nervio vago de la oreja. La estimulación con 8 mA se trasmite de esta región a través del nervio auricular al ganglio yugular y desde allí con el nervio vago a la médula oblonga y al NTS[163]

Descripción del esquema siguiente: Representación esquemática de las áreas principales en las áreas del sistema nervioso central posiblemente influenciadas por la estimulación externa del oído a través de los nervios vagal y trigémino.

VPM, núcleo medial posterior ventral; ILN, núcleos intralaminares; En, núcleo endopiriforme; BNST, núcleo de lecho estriado terminal; PAG, materia gris periacductal; PBN, núcleo parabrachialis; RN, rafe núcleo; LC, locus coeruleus; NST, núcleo del tracto solitarii; ABVN, rama auricular del nervio vago; NTA: rama temporal auricular del nervio trigémino[164].

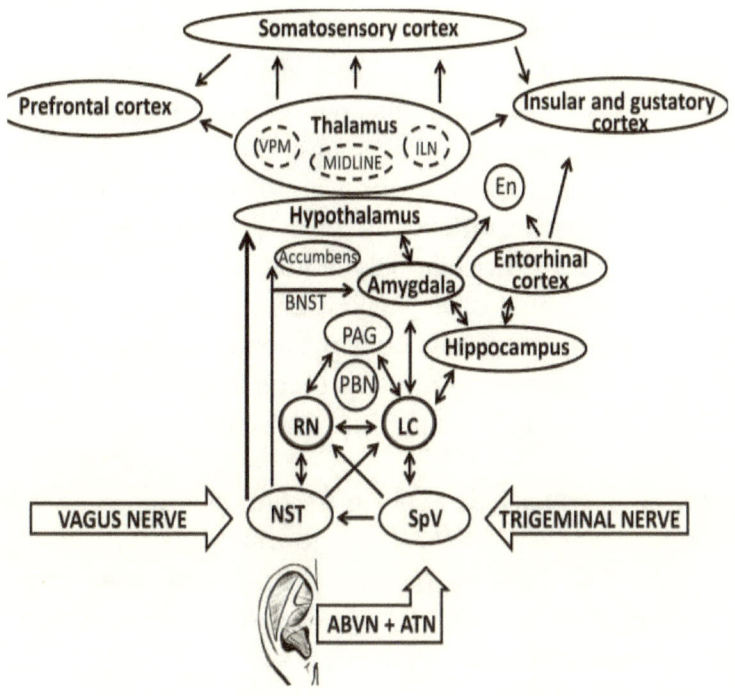

Aunque otras regiones de la aurícula pueden estar inervadas por una pequeña cantidad de inervación de la rama auricular del nervio vago, el lado interno del trago es el que más inervación tiene por el vago.

Por otro lado, se sabe que el núcleo solitario conecta con los órganos viscerales, es decir los zang y los fu y el mismo cerebro. Este núcleo recibe y transporta señales aferentes primarias a un gran numero de órganos diana, y las neuronas que hacen sinapsis en el núcleo solitario generan reflejos autónomos, y así se regula la función autónoma. Las salidas que van desde este núcleo se transfieren a una gran cantidad de otras regiones del cerebro, incluido el núcleo paraventricular del hipotálamo y el núcleo central de la amígdala, así como a otros núcleos en el tronco del encéfalo. En palabras de Henry[165] quizás, las conexiones extensas entre el SNT y los órganos viscerales y otras estructuras cerebrales puedan dilucidar el mecanismo de la acupuntura auricular.

Por lo tanto, en el trabajo de Wei He, se propuso que el "camino aferente auriculovagal" (AVAP); tanto el sistema nervioso autónomo como el central podrían modificarse mediante la estimulación vagal auricular a través de proyecciones desde el ABVN al NTS (consulte la Figura siguiente).

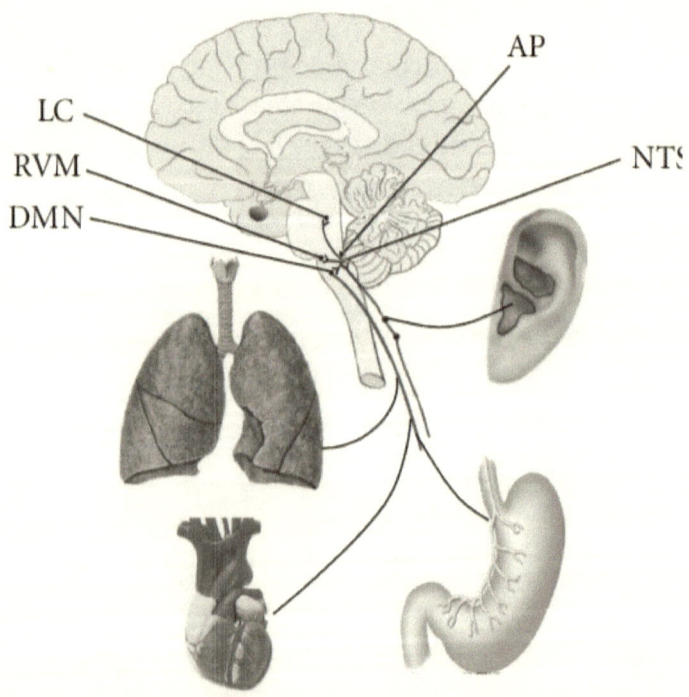

Ahora lo importante sería saber donde están los puntos con más evidencia en Auriculoterapia. Antes de exponerlos me gustaría exponer las conclusiones del estudio del equipo del Dr. Xin yan-Gao[166] y su trabajo sobre: **Investigation of specificity of auricular acupuncture points in regulation of autonomic function in anesthetized rats**

En sus conclusiones señalan que los esquemas usados en auriculoterapia como el de la foto anterior de acupuntura auricular sugieren que los puntos auriculares tienen una alta especificidad, la pregunta es, ¿es esto verdad? Por otro lado, los estudios anatómicos de inervaciones auriculares han descrito una red superpuesta de distribución de nervios somáticos y craneales, aunque algunas áreas reciben inervaciones preferenciales de uno o dos nervios. Nuestros experimentos muestran que el mismo patrón de respuestas reflejas se puede obtener de diferentes áreas con inervaciones nerviosas supuestamente distintas. En conjunto, la evidencia de los estudios anatómicos y fisiológicos **no respalda** el concepto de un **mapa** funcional altamente específico en el oído. Más bien, hay un patrón general de cambios autonómicos en respuesta a la acupuntura auricular, con intensidad variable dependiendo del área de estimulación. Nuestro estudio sugiere que la **concha inferior es el sitio más poderoso para la regulación de las funciones autónomas**. Sin embargo, en un estudio clínico se debe de ser cauteloso al usar puntos auriculares fuera de la concha como puntos de control, ya que también tienen el potencial de influir en las funciones autónomas.

Es por ello por lo que debemos de ser cautelosos a la hora de usar los mapas y desde mi punto de vista sería más lógico atender a la neuroanatomía de la oreja, y no querer ser tan especifico, sin embargo, voy a colocar a continuación el mapa que todos usamos, pero siempre con esta duda en nuestra mente. Ahora bien, para la regulación vagal, siempre tenemos la certeza que la concha es la zona más eficiente.

Puntos y mapa.

Fuente:

www.soz-etc.com/med/naturmed/cos/ESP/01med-natural/semana11b-auriculoterapia-sumario.html

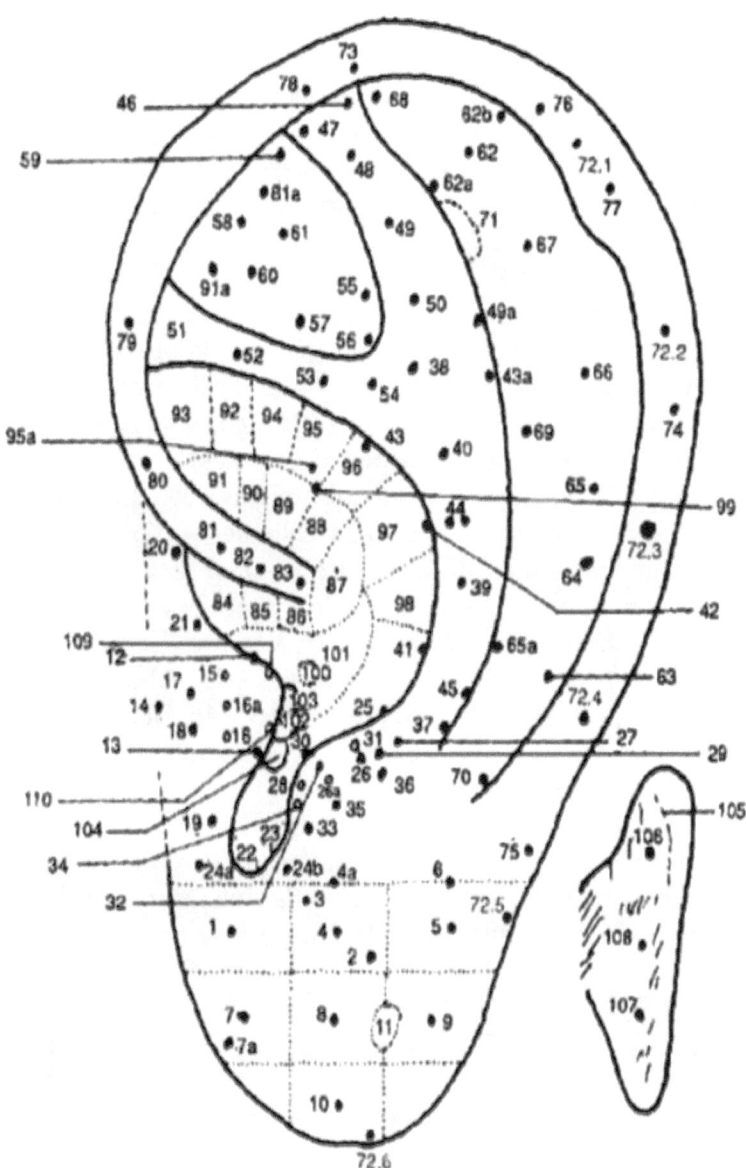

1. Anestesia dentaria - 2. Techo de la Boca, paladar - 3. Piso de la boca - 4. Lengua - 4a. Olfato [sentido de olor] - 5. Maxilar superior - 6. Maxilar inferior - 7. Anestesia dentaria - 7a) Punto de la neurastenia - 8. Ojo - 9. Oído interno - 10. Amígdalas - 11. Mejilla - 12. Cima del trago - 13. Glándulas suprarrenales - 14. Nariz (pirámide nasal) - 15. Faringe, laringe (garganta) - 16. Mucosa nasal, cara interna de la nariz - 16° Neuralgias - 17. sed - 18. hambre - 19. Hipotensor (provoca que baje la presión arterial) - 20. Oído externo - 21. Corazón - 22. Endocrinas (tiroides paratiroides suprarrenal) - 23. Ovario - 24. Ojo - 24a. N°1 24b. N°2 - 25. Cerebro - 26. Odontalgia (dolor de dientes) - 26a. Tálamo (o hipotálamo) - 27. Faringe, laringe, odontalgias - 28. Hipófisis - 29. Occipucio - 30. Parótida, glándulas salivales - 31. asma - 32. Testículos, genitales masculinos internos - 33. Frente - 34. Córtex - 35. Sien - 36. Cima del cráneo - 37. Vértebras cervicales - 38. Sacro-coxis - 39. Vertebras dorsales - 40. Vértebras lumbares - 41. Cuello: en el borde anterior - 42. Tórax - 43. Abdomen - 44. Glándulas mamarias - 45. Glándula tiroides - 46. Dedos del pie - 47. Talón - 48. Tobillo - 49. Rodilla - 50. Cadera - 51. Punto del simpático o del sistema neurovegetativo - 52. Ciatalgias - 53. Nalga - 54. Lumbago - 55. Energía mental - 56. Pelvis, cavidad pelviana; cuello uterino - 57. Articulación coxofemoral - 58. Útero - 59. hipotensor - 60. asma - 61. hepatitis - 62. Manos y dedos - 62a. Pulgar - 62b. Meñique - 63. Clavícula - 64. Articulación escápulo-humeral - 65. Hombro - 66. Codo - 67. Muñeca - 68. Apéndice 1 - 69. Apéndice 2 - 70. Apéndice 3 - 71. Urticaria - 72. Hélice 1, 2, 3, 4, 5, 6 - 73. Amígdalas 1 - 74. Amígdalas 2 - 75. Amígdalas 3 - 76. Hígado "yang" 1 - 77. Hígado "yang"2 - 78. Cima de la oreja - 79. Genitales externos - 80. Uretra - 81. Recto - 81. a.- recto complementario - 82. Diafragma - 83. plexo - 84. Boca - 85. Esófago - 86. Cardias - 87. Estómago - 88. Duodeno - 89. Intestino delgado - 90. Apéndice 4 - 91. Intestino grueso - 91. a.- intestino grueso complementario - 92. Vejiga - 93. Próstata - 94. Uréter - 95. Riñón - 95 a.- alcoholismo - 96. Páncreas y vías biliares - 97. Hígado - 98. Bazo - 99. Ascitis - 100. Corazón - 101. Pulmón - 102. Tráquea - 103. Bronquios - 104. Triple recalentador - 105. Hipotensor - 106. Espalda superior - 107. Espalda inferior -

9. 5. La técnica que proponemos

En este trabajo centrado en la inflamación y en cómo está modula la conducta mi propuesta en el área de la regulación de la conducta por inflamación es sin duda la combinación de la punción de los puntos siguientes:

Punto. 100
Y
Punto 55 (Shen Men-Energía mental).

Con EA, la eficacia es aún mayor. Usaremos no más de 2hz y una intensidad de estimulación suave.

9.6 El Factor de crecimiento cerebral. El BDNF.

Como hemos visto la inflamación crónica puede afectar ciertas zonas del cerebro, no solo modulando la conducta, sino también disminuyendo la cantidad de neuronas, sobre todo del hipocampo y corteza frontal. Si intervenimos a este nivel, es decir revirtiendo esta disminución de células o frenamos la muerte celular, conseguiremos modificar también la conducta, que es ahí donde apuntamos ahora. El presente punto lo voy a sustentar con el trabajo de: Min-Ho Nam [167]. A continuación, vamos a usar un metaanálisis realizado por Min-Ho Nam que revisa diferentes artículos que demuestran el efecto de la acupuntura en la neurogénesis en sujetos adultos, la mayoría de los artículos publicados demostraron que la estimulación de la acupuntura aumenta la proliferación celular y la diferenciación neuronal en el cerebro. Se concluye diciendo que se deben realizar estudios adicionales de buena calidad para garantizar el efecto. Queda claro que el efecto se debe a el poder de la acupuntura en la estimulación de los **factores de crecimiento cerebral**. Ahora bien, los mecanismos por los que esto sucede no se explican muy bien según el autor, sin embargo, creo que es aquí donde entra mi trabajo, pues gracias a estas ideas podemos completar el trabajo de Min-Ho. El equipo de Min examino los estudios sobre el efecto de la estimulación en varios puntos de acupuntura para la neurogénesis, como 36E y 20DM. Los mecanismos sugeridos también se discuten en su trabajo, entre sus hipótesis incluyen, la regulación positiva del factor neurotrófico derivado del cerebro, el factor neurotrófico derivado de la línea celular glial, el factor de crecimiento fibroblástico básico y el neuropéptido Y. En Neurociencias siempre se pensó que la regeneración del SNC era un imposible, sobre todo en la edad adulta. (González-Castañeda, Gálvez-Contreras, Luquin y González-Pérez, 2011). Sin embargo, fue a partir de los primeros estudios allá por el 1965 gracias a los trabajos de (Altman & Das, 1965) está idea esta empezando a cambiar. (Eriksson y otros, 1998; Gould, Reeves, Graziano y Gross, 1999; van Praag y otros, 2002). Por ejemplo, sabemos que después de un accidente cerebro vascular se puede regenerar zonas del hipocampo. (Li, Yu, Ogle, Ding y Wei, 2008), y por otro lado como sabemos las zonas del hipocampo son muy dañadas por el estrés (glucocorticoides y los factores inflamatorios) (Moltó, 2019) hoy en día pues sabemos que nuestro cerebro tiene más posibilidades de las que creíamos para regenerarse. (Imitola et al., 2004). En los trabajos de Sapolsky[168] se señala que en los primates el estrés generador de grandes cantidades de glucocorticoides afecta directamente al volumen del hipocampo y corteza prefrontal. El descubrimiento de la neurogénesis en adultos aumenta la expectativa del poder intrínseco que nuestro cerebro tiene.

Ahora tendríamos que preguntarnos si la acupuntura puede mejorar estas funciones fisiológicas ahora descubiertas en el cerebro.Por ejemplo, en neuropsicología ya hay trabajos que señalan esta posibilidad. Se informa que algunas intervenciones que incluyen un ambiente enriquecido (Kempermann, Wiskott y Gage, 2004) y ejercicio (van Praag et al., 2002) promueven la neurogénesis en adultos, y además de estas, la acupuntura es considerada como una terapia eficaz para estimular neurogénesis (Nam, Yin, Soh, y Choi, 2011).

El tratamiento con acupuntura ha sido durante mucho tiempo una terapia básica para los trastornos neurológicos, hoy en día muchos investigadores han tratado de determinar la efectividad de sus acciones a través de la tecnología (Chou, Chu y Lin, 2009; Wang et al., 2012; Zhou y Jin, 2008). Sin embargo, en este camino aun hay mucho que hacer, pues las evidencias son pobres y hay que trabajar mucho en ello (Lee, Shin y Ernst, 2009; Wu, Mills, Moher y Seely, 2010).

Hoy se sabe que la neurogénesis se manifiesta en varias zonas:
- La zona subgranular (SGZ) en el giro dentado (DG) del hipocampo
- La zona subventricular (SVZ) de los ventrículos laterales
- Neocórtex (corteza frontal)
- Amígdala.
- Estriado.
- Sustancia negra.

(Abrous, Koehl y Le Moal, 2005; Gould et al., 1999; Kempermann et al., 2004; Gould, 2007).

Esto es así porque las células progenitoras se pueden encontrar en estas áreas, (Zhao, Deng y Gage, 2008). Estas células tienen potencial para diferenciarse en neuronas, astro-citos y oligodendrocitos y también pueden sufrir una división celular para la auto-renovación manteniendo el potencial de las células madre (Gonzalez-Castaneda et al., 2011; Taupin & Gage, 2002). Las neuronas recién generadas tienen funciones normales dependiendo de su especialización (van Praag et al., 2002).

Una de las cosas que sabemos hoy en día es que el exceso de glucocorticoides y los niveles altos de ciertas citoquinas por estrés crónico puede afecta el factor de crecimiento cerebral (BDNF) y la zona más afectada es el hipocampo, que es justo el que más actividad tiene con respecto a estas neuronas madre. La proliferación y diferenciación celular de la DG es responsable de la neurogénesis general del hipocampo (Kempermann y Gage, 2002), porque solo la DG continúa desarrollándose hasta la edad adulta entre las formaciones del hipocampo. Las células madre en la SGZ de DG migran hacia la capa de células granulares del hipocampo donde se diferencian en células granulares dentadas (Gonzalez-Castaneda et al., 2011; Lledo, Alonso, y Grubb, 2006; Ming & Song, 2005). Estas mismas células en la SVZ predominantemente migran al bulbo olfativo a través de la corriente migratoria rostral y se diferencian en interneuronas locales (Coskun y Luskin, 2002; Gonzalez-Castaneda et al., 2011; Gritti et al., 2002), mientras que la neurogénesis del hipocampo ocurre solo en el hipocampo

9.6.1 La Acupuntura en la neurogénesis

En la medicina oriental desde hace tiempo se vienen usando la acupuntura para tratar enfermedades mentales. (Wang et al., 2012; Zhou & Jin, 2008; Joh, Park, Kim, & Lee, 2010; Lam et al., 2008). Lo más significativo de estos estudios es que señalan que la acupuntura puede generar neurogénesis en adultos. Hay varios puntos que han sido muy estudiados y presentan evidencia en este sentido: el 36E, 20DM, 6MC HT7 CV17, 12RM, 6RM, SP10, LI11, TE5, 30 4RM, 24RM 16DM, 8RM tanto con Acupuntura Manual (AM) como Electroacupuntura (EA) (Kim et al., 2002, 2001; Hwang et al., 2010a; Liu et al., 2007), (Lee, Shim, Lee, Yang, & Hahm, 2009), (Park et al., 2002), (Cheng et al., 2008), (Gao, Wang, Wang y Zhu, 2011), (Yang, Shen, Guo y Sun, 2005), (Yang, Yu, Rao, Liu, y Pi, 2008). En la revisión de Min-Ho Nam hizo sobre estos puntos los más estudiados y con evidencia fueron el 36E y 20DM.

De alguna forma estos artículos demuestran lo siguiente, la acupuntura actúa sobre la plasticidad del neuroblasto a través de pCREB y la activación del factor neurotrófico derivado del cerebro (BDNF) en el giro dentado (Hwang et al., 2010b).

9.6.2 Neurogénesis relacionada con los puntos de acupuntura y sus combinaciones.

36E. Puede inducir la neurogénesis en adultos en la SVZ y la DG en animales. (Kim, Kim, et al., 2001).

Este punto en el modelo diabético en ratones también mostró la mejora de la neurogénesis (Kim et al., 2002).

Otro efecto de este punto que para mi es muy importante es que restaura la perdida de neuronas en el Hipocampo en ratas estresadas. (Yun et al., 2002).

Efectos sobre formulas compuestas.

Tenemos que saber que cuando se usan varios puntos al mismo tiempo se produce una sinergia de la sumatorio de todos, es por ello, que es difícil determinar cual de todos es el más activo en el papel que se estudia, por ello, las formulas siempre deben de entenderse como un todo y no un efecto de sus partes por incorporar, el todo es más que las partes por separado.

Un resultado interesante fue informado por Gao et al. El efecto de la EA en 36E, 11H, 5SJ y 30VB en la neurogénesis este efecto se manifestó más allá de la cuarta semana después de la última estimulación, esto demuestra que tiene un efecto más que transitorio. (Gao et al., 2011).

36E y 20DM con EA promueven la neurogénesis (Hwang et al., 2010a, 2010b). Por otro lado, el 36E y 11H también promueven la neurogénesis adulta en ratas isquémicas (Tao et al., 2010). Sería lógico pensar en unir estos tres puntos, 36E, 11H, 20DM.

En ratones viejos SAMP8 con alta tendencia al AD, el tratamiento con acupuntura a 36DM, 17RM, RM12, 6RM y 10B demostró ser efectivo en la proliferación celular en la DG (Cheng et al., 2008).

Hay un trabajo que señala que el 20DM y el punto extraordinario Anmian, no tienen acción sobre el aumento celular en el DG en animales sanos, sin embargo, detienen la perdida neuronal y aumentan la proliferación celular en ratas que sufren de estrés crónico. (Liu et al. al., 2007).

La estimulación con EA en 8DM y 16DM fue efectiva para mejorar la regeneración neuronal y su maduración después del accidente cerebrovascular (Yang et al., 2005).

También se informó que el tratamiento con acupuntura en 4RM, 6RM y 24RM mejora la proliferación celular y la diferenciación neural en la DG (Yang et al., 2008).

20DM.

Uno de los puntos más utilizados para alteraciones cerebrales. (Zhang, Guan y Jiang, 2010), PD (Xia, Wang, Ding, Kang, Y Liu, 2012) (Kim et al., 2012) (Lee et al., 2004). Induce la neurogénesis de adultos en la DG.

Combinación con farmacopea

Hay estudios que señalan que estos puntos se potencian con el uso de diferentes fármacos, se usaron el 36E y 20DM (EA) junto con el factor de crecimiento nervioso a nivel intranasal, manifestando un efecto sinérgico en el aumento de la proliferación celular en ratas con isquemia cerebral, cuyo efecto está más allá del efecto beneficioso de la terapia única de EA (Cheng et al., 2009). Quiero señalar que, en este estudio se sugirió que la proliferación celular inducida por la EA no solo se manifestó en la DG sino también en el cuerpo estriado siendo su alcance a corto plazo superior a los 26 días como mínimo.

Es interesante señalar una sinergia entre la acupuntura y ciertas medicinas biológicas, desde nuestro laboratorio estamos combinando la acupuntura con la lisadoterapia[169] [170]. En nuestras estancias usamos los lisados Biolisa®, por un motivo simple, garantizan la forma adecuada de presentación protéica deseada, y esto por su forma eficiente de lisar de forma enzimática sus proteínas de alto peso molecular a un peso adecuado para producir sus tres funciones biológicas, a saber:

A) Administración de aminoácidos esenciales.
B) Administración de péptidos con actividad biológica.
C) Generación del efecto de tolerancia oral por administración de antígenos homólogos en enfermedades autoinmunes[171].

En este caso nos interesara el punto (B). Hay evidencia que la presentación de péptidos de bajo peso molecular, tienen una acción biológica muy interesante, pues presentan el fenómeno de órgano-especificidad. Lo que quiere decir que cada lisado tiene una acción especifica sobre el órgano que estimula, pues activa su síntesis y replicación celular[172][173][174][175][176][177][178]. Lo que más me interesa es saber que una vez estos péptidos han sido correctamente absorbidos por una ruta paracelular o transcelular a nivel de la mucosa de los intestinos, se acoplaran a los órganos específicos. Pues antes de que sean absorvidos por el hígado, se unen a receptores celulares específicos del órgano diana, allí desencaderan una respuesta secundaria, en este caso activación de segundos mensajeros que inducirán la respuesta de replicación por el ADN, pasando de la fase S (reposo) a la fase G2 (duplicación) del ciclo celular[179]. Esto permite que las células del órgano especifico se regeneren. Hoy sabemos que esto es posible en algunos lugares del cerebro, como hemos visto en los puntos anteriores. Es por ello por lo que es interesante usar el punto de Acupuntura 39VB junto con el Cerebro Plus Biolisa, para conseguir estimular la recuperación de la parenquina cerebral, allí donde este proceso llegue.

9.7 Mecanismos neurofisiológicos de la neurogénesis producida por la acupuntura científica

A nivel oriental la explicación es hasta cierto punto bastante simplista, que no por ello errada. A nivel oriental sabemos que la red de meridianos y colaterales es una metáfora que explica como el cuerpo está totalmente conectado, hoy en día a través de la AC conocemos que esto sucede gracias a las redes PNIE. Estos meridianos y sus puntos de acupuntura lo que realizan son neuroinmunoendocrino modulaciones que se trasmiten a través de todos los tejidos implicados de forma aferente hacia el cerebro, y allí desarrollan sus funciones, siendo esta la neuroplasticidad una entre otras muchas.

Sin embargo, los modelos científicos que intentan explicar este fenómeno en este sentido son más complejos. Sobre el proceso por el cual se producen estos efectos aún hay muchas lagunas, en el articulo consultado nos habla del como la acupuntura puede mejorar la neuroplasticidad sin embargo no se comenta el modo por el cual se puede conseguir, pues los mecanismos son desconocidos, señalan que hay tres teorías que nos pueden orientar en referencia a o que la acupuntura hace, sin embargo, no nos dice el como.

1ra. BDNF como factor de crecimiento neuronal, más GDNF y bFGF

2do La regulación positiva del neuropéptido Y (NPY).

3ro La teoría de los meridianos de Kim Bong Han.

Como hemos visto la acupuntura, incluida la EA, aumenta la expresión de factores de crecimiento como el BDNF (Hwang et al., 2010b; Yun et al., 2002), GDNF (Dong, Ma, Xie, Wang y Wu). 2005; Liang et al., 2003), y bFGF (Ou, Han, Da, Huang y Cheng, 2001) en diversas condiciones, **como estrés**, accidente cerebrovascular y condición normal (Manni, Albanesi, Guaragna, Barbaro Paparo, y Aloe, 2010; Tao et al., 2010).

Los factores neurotróficos son responsables del crecimiento y la supervivencia de las neuronas en desarrollo, y se informa que son necesarios para la neurogénesis adulta (Rossi et al., 2006; Yuan et al., 2013). También se sabe que el bFGF es beneficioso para la neurogénesis (Wang et al., 2008). El factor de transcripción, la proteína de unión al elemento de respuesta AMP cíclica (CREB) que regula la transcripción de BDNF (Zhu, Lau, Liu, Wei, y Lu, 2004), puede ser regulada por EA en 36E y 20DM, como hemos señalado (Hwang et al., 2010b).

En cuanto a la NPY se ha estudiado en detalle para comprender el mecanismo de la neurogénesis en adultos inducida por la acupuntura. La acupuntura aumentó la expresión de NPY en el SNC (Kim et al., 2002), lo que promueve la proliferación de células precursoras neuronales (Hansel et al., 2001).

Por último, se ha sugerido una hipótesis de que el efecto de la acupuntura para la neurogénesis en adultos puede estar mediado por los canales de Kim Bong Han (PVS) (Nam et al., 2011), estos "meridianos" se proponen como una estructura anatómica (Soh, 2009). Se cree que el PVS es un sistema circulatorio sistémico que forma una red de cuerpo completo en la que fluye el llamado fluido primo, esta teoría hoy en día se puede explicar muy bien a través de la teoría de Pischinger y el tejido intersticial, sin hacer falta esta "misteriosa y supuesta estructura". Además por otro lado esta muy relacionado con las funciones bien conocidas de la teoría del San Jiao , en esta teoría se supone que este líquido contiene: microcélulas primo (Baik, Ogay, Jeoung y Soh, 2009) que funcionan como pequeñas señales que estimulan las células madre (Ratajczak, Zuba-Surma, Shin, Ratajczak y Kucia, 2008) se piensa que así participa en la regeneración de tejidos y células, similar al papel de las células madre pluripotentes (Kim, 1965). Desde luego la inferencia que hacen de esta teoría desde mi punto de vista es demasiado pretenciosa. Hasta ahora, hay una falta de evidencia sustancial que apoye esta hipótesis todavía y sospecho que se va a refutar por apuntar muy alto sin ninguna base.

Voy a intentar explicar otro punto que puede desde mi opinión aclarar esta situación.

9.8 Mecanismos que explican el componente psiconeurobiológico de estos resultados.

Me voy a centrar con el BDNF Como señalamos en su momento (2.3.1). Este mediador es expresado por las células nerviosas y las células inmunes. **Se sabe que la inflamación crónica y el estrés pueden hacer disminuir el BDNF** y esto afectar al hipocampo, haciendo que se reduzca su tejido[180].

Según esta hipótesis (Moltó. 2019)[181] el estrés crónico podría generar una desregulación del eje HHA, esto llevaría al SN a un alto índice de exposición del cortisol al tejido cerebral y en consecuencia una disminución de la FDNF[182] [183]. Por lo tanto, si vamos uniendo teorías observamos que las citoquinas proinflamatorias actúan disminuyendo los niveles de BDNF, sobre todo la IL-6, IL-1β y el TNF-α[184] [185], esto puede ser causante de parte de la conducta de enfermedad y el deterioro de estas estructuras cerebrales.

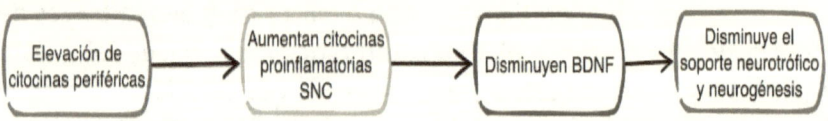

Este es el mecanismo por el cual se produce la degeneración de ciertas estructuras del cerebro y explica en parte los síntomas observados en la conducta de enfermedad.

Si observamos atentamente el trabajo hecho por Min-Ho Nam el 36E es uno de los que más acciones tiene sobre el BDNF, yo sostengo que esto es así por sus **propiedades cruzadas antiinflamatorias.**

La Dra Cristina V. E[186], en su trabajo sobre la acción del 36E en EA y AM en la respuesta inflamatoria señala que: la producción de TNF-α en suero de ratón, inducida por la administración de lipopolisacáridos (LPS), se redujo tras el uso de acupuntura. Por otro lado, los trabajos de Alberto Perez Sanmartín[187] concluyen que este punto produce efectos beneficiosos en patologías inflamatorias, siendo capaz de **reducir citocinas proinflamatorias**.

9.9 HIPOTESIS.

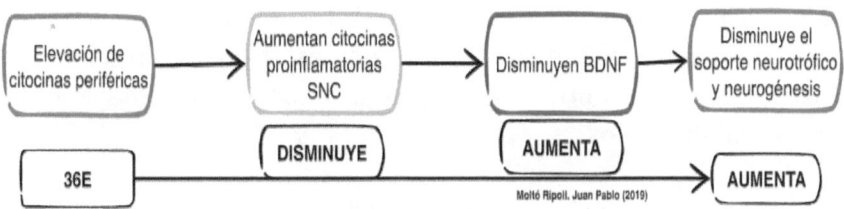

Sostengo que la neurogénsis es debida en este caso al proceso antiinflamatorio producido en parte por el punto 36E (y seguramente los otros también, o intervengan en otras funciones). Al disminuir las citocinas proinflamatorias y estimular el parasimpático hace que el factor de crecimiento cerebral no se vea disminuido, esto consigue que se revierta la situación y se recupere la normalidad cerebral, junto con la conductual.

Decir que esta hipótesis solo es aplicable al proceso de la neurogénesis, los demás mecanismos se deberán a otras funciones, sin embargo, en este punto parte de este mecanismo se puede explicar así.

9.10 Puntos antiinflamatorios

Como sabemos en la actualidad, hay varias líneas de investigación, han comenzado a adjudicar a las citoquinas pro-inflamatorias antes mencionadas un papel importante, en ciertas patologías tanto cerebrales, como cardiacas y en estos últimos tiempos conductuales, sobre todo en la génesis de la depresión. En palabras del Dr. Bryan Leonard[188]: *Muchos de los cambios del comportamiento observados en la depresión puede ser simulados por tres citoquinas **pro-inflamatorias: IL-1. IL-6 y Factor de Necrosis Tumoral Alfa,** que puede producir su impacto en el cerebro activando la ciclo-oxigenasa (enzima clave en el desencadenamiento de la cascada inflamatoria), la síntesis de óxico nítrico (ON), y la liberación de CRF (Factor de liberación de la corticotrofina).*

Las evidencias en la hipótesis inflamatoria a favor, se observa en que las drogas antiinflamatorias no esteroideas, retrasan la progresión de la enfermedad al igual que los ácidos Omega-3 que son antiinflamatorios.

De algún modo hemos visto que la activación del nervio vago y su reflejo antiinflamatorio sería una buena vía de abordaje. Pues la acupuntura y la auriculoterapia lo pueden modular.

Como hemos señalado en los trabajos de Cristina V. E, se señala que, aunque la acupuntura se utiliza ampliamente en Medicina Tradicional China para el tratamiento de diversos trastornos de órganos internos, sus mecanismos biológicos subyacentes son desconocidos en gran parte, y es en esa parte donde debemos de empezar a trabajar. En su trabajo se investigó la participación funcional de la estimulación de acupuntura (EA) en la regulación de las respuestas inflamatorias. La producción de TNF-α en suero de ratón, inducida por la administración de lipopolisacáridos (LPS), se redujo tras el uso de acupuntura manual en el 36E.

En el bazo, los valores de TNF-α ARNm y proteínas también disminuyeron tras realizar AM y se recuperaron tras neurectomía esplénica y vagotomía. Tras la administración de lipopolisacáridos (LPS) y electroacupuntura (EA), se indujo la producción de c-Fos, en el núcleo del tracto solitario (NTS) y en el núcleo motor dorsal del nervio vago (NMDV) y se incrementó aún más por la administración focal de CNQX, el antagonista de los receptores de AMPA, y la administración de PPADS, un antagonista purinérgico.

Los valores de TNF-α en el bazo disminuyeron tras el tratamiento con CNQX y PPADS, lo que implica la participación de inhibidores de la actividad neuronal en el complejo nuclear dorsal del vago. En los animales no anesteciados, tanto la AM como la EA generaron la inducción de c-Fos en las neuronas del NMDV. Sin embargo, solo la AM, fue eficaz en la disminución de la producción esplénica de TNF-α.

Estos resultados sugieren que los efectos terapéuticos de **la acupuntura pueden estar mediados en los órganos internos, a través de la modulación vagal de las respuestas inflamatorias.**

En otro trabajo en este caso Alberto Perez Sanmartín[189] se concluye que la estimulación mediante acupuntura del punto 36E *(Zusanli)* produce efectos beneficiosos en patologías inflamatorias tanto del tracto digestivo como del **resto del cuerpo** a través de unos mecanismos no del todo bien conocidos.

La estimulación de 36E *(Zusanli)* es capaz de **reducir citocinas proinflamatorias.**

Por otra parte, la estimulación del nervio vago es capaz también de reducir estas citocinas a través de la "vía parasimpática antiinflamatoria".

Artículos recientes demuestran que la electroacupuntura de 36E *(Zusanli)* vehiculizada a **través de fibras del nervio ciático** es capaz de activar centros troncoencefálicos y hacer descender información hasta las glándulas suprarrenales a través de fibras del vago.
El efecto antiinflamatorio así conseguido se basa en la liberación del neurotransmisor dopamina y activación de su receptor tipo D1 en las suprarrenales. El conocimiento de este mecanismo abre las

puertas a la utilización potencial de la estimulación de puntos concretos del cuerpo para controlar un proceso inflamatorio.

9.11 La Acupuntura y la liberación de acetilcolina

Existe evidencia sobre los puntos acupunturales que puedan actuar sobre la acetilcolina y así intervenir en el control de la inflamación crónica y con ello modular la conducta de enfermedad aparte del 36E. Los dos puntos más comunes según los trabajos consultado son: 20DU y el 14DU. El equipo del Dr. Zhang H. et al. (2014)[190], en su trabajo [Effect of manual acupuncture stimulation of "Baihui" (20DU) and "Dazhui" (GV 14DU) on contents of 5-HT, dopamine and ACh and expression of 5-HT mRNA, DA mRNA and AChE mRNA in the hippocampus in methamphetamine addiction rats]. Llego a conclusiones interesantes. En este trabajo se investigaba en el terreno de las adicciones. Se centró en observar el efecto de la estimulación de acupuntura manual sobre los cambios de los niveles de neurotransmisores, monoaminas, en el hipocampo y la expresión de 5-hydorxytryptamine (5-HT) mRNA, la dopamina (DA) mRNA y acetilcolina esterasa (AChE) mRNA en ratas con adicción a la metanfetamina, así como para explorar su mecanismo subyacente a la mejora de la drogadicción. Sin embargo, lo que nos interesa es saber, ¿qué pasó con la acetilcolina?

La punción se hacía una vez al día durante 15 días. Se aplicó acupuntura en "Baihui" (20DU) y "Dazhui" (14DU) una vez al día durante 10 días. Se midió el contenido de serotonina, dopamina, la acetilcolina (ACh) y la AChE por ELISA. Los resultados fueron: en comparación con el grupo de control, un incremento significativo en los contenidos de serotonina, dopamina, acetilcolina y AChE y los niveles de expresión de ARNm de 5-HT, DA mRNA y AChE mRNA se incrementaron significativamente ($P<0,01$, $P<0,05$). Después de la intervención de la acupuntura, los niveles de los índices anteriormente mencionados fueron uniforme y significativamente regulados en el grupo de acupuntura manual ($P <0.01$, $P <0.05$). Con estos datos, llegaron a las siguientes conclusiones:

La estimulación de acupuntura manual de 20DU y 14DU puede ajustar cambios en la metanfetamina inducidos por la adición de algunos neurotransmisores y los niveles de expresión de serotonina, genes dopamina y AChE. Es evidente que este trabajo no estaba enfocado hacia la acción antiinflamatoria de la acetilcolina a nivel de la inflamación, pero nos dice que estos puntos la pueden movilizar, siendo sugerente la idea que aquí encontramos un proceso antiinflamatorio, es posible que se pueda plantear una investigación en este sentido.

Por otro lado Wang Q. et al (2012)[191] en su articulo: Electroacupuncture pretreatment attenuates cerebral ischemic injury through α7 nicotinicacetylcholine receptor-mediated inhibition of high-mobility group box 1 release in rats.

Evaluó el efecto de la EA de tratamiento previo sobre la expresión de los receptores de acetilcolina nicotínicos α7(α7nAChR), utilizando el modelo de isquemia-reperfusión de la isquemia cerebral focal en ratas.

Las ratas fueron tratadas con EA en el punto de acupuntura "Baihui" (20DM) 24h antes de la isquemia cerebral focal que fue inducida durante 120 min por oclusión de la arteria cerebral media. Las puntuaciones neuroconductuales, volúmenes de miocardio, la apoptosis neuronal, y los niveles de HMGB1 se evaluaron después de la reperfusión. Se utilizó el agonista α7nACh RPHA-543613 y el antagonistaα-bungarotoxina (α-BGT) para investigar el papel de la α7nAChR en la mediación de los efectos neuroprotectores. Los datos de la liberación α7nAChR y HMGB1 en la neuroprotección se probaron más en cultivos neuronales expuestos al oxígeno y glucosa privación (OGD).

Los resultados son, desde mi punto de vista, concluyentes, pues demuestran que el pretratamiento con acupuntura protege fuertemente el cerebro contra una lesión isquémica cerebral transitoria e inhibe la liberación de HMGB1 a través de la activación α7nAChR en ratas.

Estos hallazgos sugieren el aprovechamiento de los efectos antiinflamatorios de la activación α7nAChR, a través de la acupuntura o estrategias farmacológicas, en el ictus cerebral.Como podemos comprobar, la revisión de la relación entre la acupuntura y la acetilcolina y sus vías de acción, es decir, sus mecanismos colinérgicos tanto del cerebro en general como de áreas concretas como el hipotálamo, el tálamo, el locus coeruleus, el complejo caudal-putamen y la corteza, están seguramente involucrados en la producción de analgesia acupuntural. Sin embargo, el papel de los mecanismos colinérgicos periféricos todavía está en disputa, aunque confirmado por un cierto número de resultados positivos indirectos, como hemos podido comprobar.

Conclusión: Sin duda es necesario seguir avanzando en la toma de evidencia a nivel de las relaciones entre inflamación y cambios de conducta, sin embargo la evidencia actual es abrumadora, en este sentido sucede lo mismo con la acupuntura, cada día existen más evidencias que señalan que la acupuntura tiene acciones sobre el proceso inflamatorio crónico y como este proceso puede estar detrás de multitud de patologías que tienen un cuadro común, los síntomas de enfermedad, por ello, en una medicina preventiva y sistémica debemos de unir esfuerzo para encontrar mecanismos de modulación neuroendocrinoinmunológica que nos ayude a mejorar la calidad de vida de nuestros pacientes.

9.12 Indolamina-serotonina y acupuntura

Esta teoría es muy interesante pues nos explica como el bloqueo de Qi de hígado de algún modo nos provocará una deficiencia de xue o yin en el tiempo.

El estrés activa los receptores tipo TOLL, si esta actividad dura más de 24 horas se puede activar la enzima IDO, que activa la vía metabólica de la quinurenina, esta aumenta el ácido quinulínico y en consecuencia desciende la serotonina, en este caso su síntesis por desviación de la síntesis del triptófano a esta vía.

El bloqueo de Qi de hígado si dura más de 24 horas, al igual que un estrés por infección etc... activara la vía IDO, esto consume el triptófano que no quedara para la síntesis de melatonina, serotonina y victamina B3.

La vía IDO activa el glutamato (ácido QUIN) este es neurotóxico, genera especies reactivas de oxigeno que llevan a la apoptosis.

Como podemos ver el bloque de qi de hígado consumirá por apoptosis y consume de triptófano deficiencias de xue-yin y esto nos puede explicar parte de los síntomas de enfermedad.

Capítulo 10. Conducta de enfermedad asociado a patrones.

En el capítulo anterior nos centramos en la evidencia que se puede encontrar en el tratamiento antiinflamatorio con diversos puntos de acupuntura, sin embargo, todos los clínicos en acupuntura sabemos que la misma no funciona de forma unilateral a un punto, sino más bien funciona de forma sinérgica usando varios puntos al mismo tiempo, es por ello que la modulación será siempre más compleja que la expuesta en el capítulo anterior, hecha esta salvedad, y protegiéndome de que no se me acuse de reduccionista en mi visión de la acupuntura, ahora paso a detallar las modulaciones sistémicas que van más allá de las individuales, o a una acupuntura muy localicionista y mecanicista.

A continuación, voy a citar los patrones/distonias **más asociadas al cuadro de inflamación crónica**. La medicina china como sabemos tiene una forma de ordenar de manera precisa esta ambigua "conducta de enfermedad". descrita por la fisiología médica. La conducta de enfermedad mediada por el proceso inflamatorio crónico descrito en la fisiología es ambigua y hasta cierto punto estéril, pues si bien nos señala el proceso, no lo profundiza, es ahí donde la acupuntura con sus teorías de las distonias neuro-inmuno-endocrinas (patrones/síndromes) da su giro de tuerca, y utilizando los puntos de evidencia científica presentados en el capítulo anterior, les suma el complejo sistema de puntos moduladores que se basan en la tradición sistémica acupuntural, [puntos comando, yuan y shu de espalada, etc.] soslayar esto es cometer un error teórico fundamental. Si bien, sobre estos puntos de acupuntura (marcadores somáticos) aun hay mucho que investigar, es de seguro que sus funciones tienen grandes acciones sistémicas.

Este es uno de los mejores aportes que hacemos en este trabajo, la conducta de enfermedad esta definida desde un modelo basado en la enfermedad, con sus síntomas ambiguos la ortodoxia médica simplemente la señala como un inicio a una posterior enfermedad, cardiovascular, metabólica etc... en cambio la medicina china dispone de un marco teórico más especifico que puede agrupar esta "conducta de enfermedad" en un grupo heterogéneo de distonias neuro-inmuno-vegetativas que la tradición a lo largo de miles de años llamo "síndromes/patrones".

Shi	Exceso
Xu	Insuficiencia

10.1 Las insuficiencias de yin

En las insuficiencias de yin es donde vamos a encontrar el proceso *inflamatorio crónico*, como hemos señalado en este trabajo.

Dentro de estas deficiencias las más significativas son:

- Xu yin de corazón
- Xu yin de hígado
- Xu yin de riñón

Es en estas tres deficiencias donde se va a producir el: Falso calor, que es igual a inflamación crónica. Ahora vamos a exponer uno por uno los cuadros, sin embargo, muchas veces se manifiestan sumados.
El proceso psicológico que genera estrés en psiconeuroacupuntura lo entendemos como una pasión, tenemos cinco pasiones, a Saber:

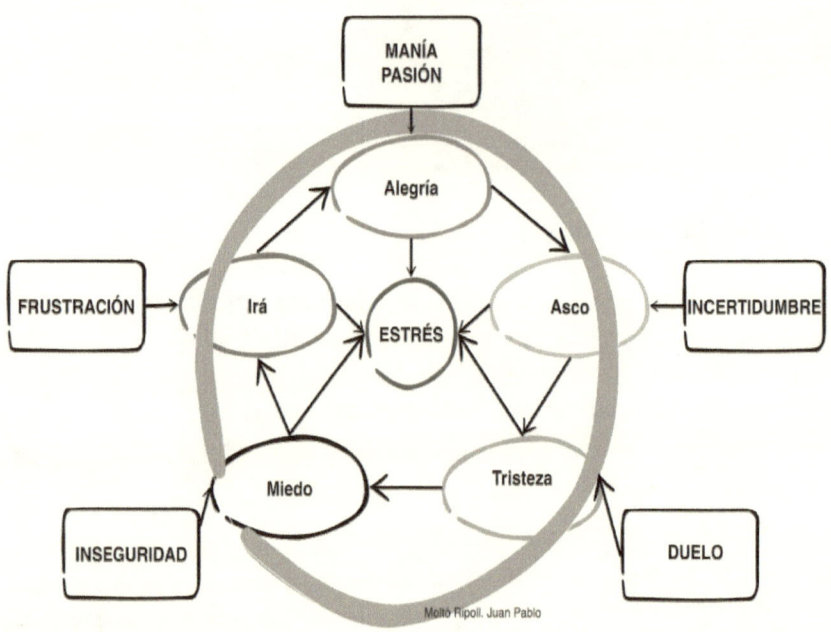

Cada pasión se confronta y se maneja con una emoción. Las emociones son procesos cognitivos que nos sirven para mantener al shen en equilibrio, estas emociones como sabemos se relacionan cada una con una fase:

MADERA	FUEGO	TIERRA	METAL	AGUA
Irá	Alegría	Asco	Tristeza	Miedo

Tenemos que saber que las cinco generan estrés, y este estrés es el cofactor que afecta primeramente al corazón e hígado. En Medicina china conocemos que cada emoción a través del desgaste afecta a cada Zhang o Fu relacionado con ella. Sin embargo, las cinco siempre afectan al fuego. Siendo el corazón el Zhang/órgano más afectado por la gestión emocional. Recordemos la relación del corazón con la xue y está con el shen. Es por ello por lo que es el órgano más importante a la hora de gestionar lo emocional.

Como hemos dicho, está fase es la primera en responder al enviste del estrés. El estrés de la vida, de algún modo generara un shi yang de corazón, que es la reacción reactiva al estrés, posteriormente pasaremos a la fase de adaptación ya descrita anteriormente. Este estrés va a ir generando el proceso inflamatorio crónico, sin embargo, si ese estrés encima es frustrante (muy típico en la vida occidental) el hígado se sumará a ese shi, y también generará y se añadirá a esa inflamación crónica.

- Corazón generara más síndrome de enfermedad.
- Hígado generara dolores fibromiálgicos.

Es un hecho que estas dos fases siempre están muy unidas en un cuadro de shi yang de corazón/hígado.

Esto genera cuadros de shi como hemos descrito en nuestros capítulos anteriores, estos cuadros de shi en neurofisiológica lo llamamos estrés agudo y la posterior fase de adaptación que terminara por generar el cuadro de agotamiento, Xu.

Podemos decir que:
Xu yin de Corazón → Síndrome de enfermedad. Depresión, falta de motivación.

Xu yin de Hígado → Proceso de inflamación que afecta a los canales.

Xu yin de Riñón → Empeoramiento de todo lo anterior y debilidad inmunológica con predisposición al proceso oncológico.

Y esta xu yin de C/H/R es la responsable del patrón añadido falso calor, falso yang, sin embargo, este cuadro no se explica mucho en la literatura, más bien se señalan los síntomas, pero no se explica a que corresponde.

10.2 Falso Calor, o falso Yang

Estamos hablando que el shi de yang a la larga generara un cuadro de falso calor, y este falso calor de algún modo nos manifestara la conducta de enfermedad. La psiquiatría como hemos podido ir observando a lo largo de este trabajo nos habla de depresión. Entonces la depresión y la inflamación crónica de algún modo son lo mismo, y, el estrés nos sirve como modelo etiológico de descripción.

Hablemos de la depresión, como sabemos el estés y la depresión tienen grandes vínculos. Sobre los síntomas de la depresión hoy sabemos mucho, lo primero es la anhedonia, es decir la incapacidad para sentir placer, cuando presentamos una deficiencia de yin con falso calor esta deficiencia nos limita a la hora de poder sentir placer.

Hay que decir que esta alteración del yin, si afecta al corazón genera una alteración del pensamiento, la persona tiene la incapacidad de pensar positivamente, he incluso tiene un pensamiento distorsionado, solo ve lo negativo, lo distorsiona, debemos de saber que esto no lo hace a voluntad.

Otro rasgo es la lentitud psicomotora, que es debida al cuadro de xu. Y por supuesto alteraciones en el sueño, pues la deficiencia de yin siempre fue significativa este desorden. Sin embargo, el problema más complejo y contraintuitivo tiene que ver con lo que sucede dentro del sujeto deprimido.

En este caso nos vamos a referir al problema vegetativo, las personas profundamente depresivas tienen altos los niveles de glucocorticoides a nivel sanguíneo. (Austin M, Et al. 2001)[192] Es profundamente contraintuitivo, pues todos sabemos que los glucocorticoides son moléculas del estrés, el sujeto está tan activo como un animal huyendo, pero, está ahí sentado en la silla, sin moverse, pasivo, pero por dentro esta todo su sistema a cien, **es por ello por lo que se denomina calor por insuficiencia.**

Y como sabemos tener estas hormonas elevadas afectaran al cerebro, sobre todo el hipocampo y con ello la memoria, siendo esta zona más pequeña de lo normal en los depresivos

10.3 Distonia xu yin de corazón.

> Tanto en la deficiencia de Xue como la de Yin de corazón encontraremos una deficiencia en sus neurotransmisores dopamina y serotonina.

Los pacientes se vuelven monótonos y aburridos, pierden su capacidad de disfrute.

Si nos basamos en el trabajo de Stahl, (2008).

Xu Serotonina: Impulsividad. (síntoma propio de la deficiencia de serotonina)
Xu Dopamina: Afectación de las vías que dan placer. (síntoma propio de la deficiencia de Dopamina)

Síntomas comunes entre los dos: Disminución de la libido, del apetito y de la agresividad.

Esta situación lleva a una apatía y un estado de anhodinia completa que es típica de la enfermedad inflamatoria.

De algún modo el sistema alostático se frena para proteger al individuo, pues el síndrome de enfermedad se puede entender como un proceso de adaptación. Tenemos que saber que cuando tenemos una debilidad de yin de corazón el individuo está deprimido, sin embargo y esto es importante debemos de saber que su sistema nervioso y endócrino no están para nada en deficiencia, más bien todo lo contrario es ahí **donde entra el cuadro de falso calor**, como vimos en el punto anterior.

Este patrón es el más afectado por la inflamación crónica, como se ha ido explicado, generará alteraciones estructurales en el hipocampo y la corteza frontal, aquí es donde se manifiestan lo problemas de memoria, que empeoran todo el cuadro.

10.4 Distonia xu yin de hígado

Esta distonia es la que más calor por xu puede generar (inflamación crónica) y generar una deficiencia de líquidos internos, estos no hidratan ni los órganos ni los tejidos, generando inflamaciones crónicas y predisponiendo a patología dolorosa e incluso tumoral.

Como señalamos en su momento la activación del eje HHA y simpático irá generando tensión en los músculos, si además tenemos un proceso inflamatorio vamos a encontrar un cuadro muy conocido para la mayoría de las personas que sufren este patrón la famosa fibromialgia.

Sus síntomas más característicos son deslumbramiento, sofocaciones, calor en los cinco huecos, sudores nocturnos, sequedad en la boca y en la garganta, lengua roja sin capa, pulso fino, tenso y rápido... A parte de afectar al propio Hígado, se observan también síntomas generales de Xu Yin en todo el cuerpo. Este trastorno puede ser el resultado de un estado prolongado de Shi Fuego que consume el Yin, de un proceso febril muy avanzado, o por una Xu Yin renal (que no nutre el Yin hepático).

Aquí antes de empezar haremos un inciso y es que varios autores no reflejan este patrón en sus escritos por qué no lo consideran un patrón como tal, por ejemplo, Maciocia nos indica que los síntomas de Xu Yin Hígado son idénticos a los de Xu Xue Hígado con el signo complementario de la sequedad de ojos.

No obstante, sí que hay otros autores que, si lo reflejan, tanto Li Ping como yo coincidimos en su etiología. Nogueira añade en su etiología el *Vacío crónico de Xue, las alteraciones emocionales o neurosis y las alteraciones alimenticias.*

Por la sintomatología todos coinciden, Nogueira nos aporta al respecto, nos comenta que al haber una Xu Yin Hígado tendrá que haber un ascenso de Yang separándonos los síntomas. Los síntomas *por Xu Yin Hígado serán, mareos, vértigos, cefaleas, ojos secos, visión borrosa, fiebre vespertina y lengua rosada. Y los síntomas por el ascenso del Calor serán, hipertensión, acufenos e hipoacusia, rubor facial, prurito ocular y fotofobia, entumecimiento, hormigueos, tics y rigidez muscular, calambre, calor en los 5 huecos, sensación de plenitud, sofocos con boca y garganta seca, sudor nocturno, uñas frágiles, amenorrea, pulso tenso y rápido y lengua roja sin capa.*

10.5 Distonia xu yin de riñón

Este cuadro es una suma de todos los anteriores, sin embargo, la falta de memoria sera quizá más severa. En esta debilidad más extrema de las tres por ser el último, podemos ver que aquí se sientan las bases de posibles problemas oncológicos, pues en este caso veremos una **merma del sistema inmune** en su fase más reactiva, podemos decir que las células que se encargan de la búsqueda y destrucción de células tumorales (NK, CD8) están deprimidas.

Por otro lado, y aún más si cabe peor, la inflamación crónica es un factor que fomenta la **angiogénesis.** Situación esta nada favorable para el paciente en un proceso oncológico.

A demás de estar detrás esta falta de yin de la posible generación de viento interno manifestando la **metástasis.**

En este patrón todos coinciden, aunque Maciocia y Padilla nos dan unos datos adicionales bastante interesantes. En la etiología encontramos *exceso de trabajo durante mucho tiempo, agotamiento de Jin Ye por enfermedad febril, debilidad constitucional, pérdida de sangre prolongado y enfermedad crónica de larga duración.* En este punto Maciocia nos cometa que las *enfermedades crónicas de larga duración suelen ser de Hígado (por su raíz común al Riñón) y de Corazón o Pulmón (por su interdependencia),* de aquí la explicación de algunos síndromes combinados y su cronicidad. Solo Padilla hace referencia dentro de la etiología a una lesión interna por un proceso emocional de larga duración que acaba dañando el Yin, en este caso estamos hablando justo del estrés crónico de tipo psicológico.

Referente a los síntomas encontramos *mareos, vértigos, acufenos, pómulos rojos, insomnio con muchos sueños, polución nocturna, amnesia, calor en los 5 huecos, dolor lumbar y aseo, espermatorrea, estreñimiento y como síntomas llave boca seca, sudor nocturno y lengua roja y pelada.* Nogueira nos da unos síntomas adicionales como *frialdad sexual, infertilidad en hombres y mujeres, diarreas diurnas, atrofia muscular en parte inferior y cierre tardío de la fontanela en niños.*

Capítulo 11. Modulación de los patrones

Debemos de saber que la modulación neuroinmunoendocrina implica una modulación de todo el sistema PNIE. Para los buscadores de fórmulas no les va a gustar esta propuesta, pues un sistema complejo no se puede encasillar a modo de fórmulas pre-descritas, se debe de entender el estado del sistema PNIE (Paciente) en tiempo real y modularlo con las necesidades de la emergencia del síntoma en tiempo presente, con ajustes apropiados al momento de la manifestación, no a fórmulas prediseñadas bajo premisas simplistas y deterministas propias de una mentalidad lineal, que no compleja como requiere la clínica de este asunto.

Es pues necesario para poder modular un proceso cualquiera poder acceder a la red PNIE, la acupuntura puede hacerlo de forma sistémica gracias a su teoría del wuxing, pues en ella se encuentran los marcadores somáticos capaces de modular las reacciones sistémicas que van más allá de nuestro entendimiento científico en nuestros tiempos, pero que seguro iremos desvelando en tiempos venideros como la ciencia nos tiene acostumbrados y aquí no vamos a ser menos.

Lo primero que debemos de saber es que la teoría tradicional todo lo ordeno en cinco movimientos, y estos cinco movimientos generan una red compleja que debemos de entender para poder ver más allá de la abstracción.

11.1 El wuxing.

Desde luego una de las cosas que más me fascina de la teoría tradicional china es lo bien alineada que está con la naturaleza, los biólogos desde siempre han intentado encontrar modelos o leyes biológicas que describan los fenómenos que estudian. Hoy en día la biología sistémica está sin duda, desvelando ese lenguaje común que se encuentra impreso en la naturaleza. Podemos entender que este lenguaje puede parecer muy diferente de una estructura a otra, pero si nos paramos y observamos veremos patrones que se repiten. La medicina china con su teoría del yinyang (alostasis) y su teoría del Wuxing (cibernética) ha aportado a la ciencia ese lenguaje misterioso.

El laboratorio del Dr Uri Alon en Israel buscaba patrones en sistemas naturales, tomaron como ejemplo redes de neuronas, de proteínas y de genes, y a través de las matemáticas se buscaron patrones, por ejemplo, en el caso de un gen.

Un Gen X activa un gen Y.

$$X \rightarrow Y$$

Esto es de modo similar para una red de neuronas.

A continuación, los investigadores buscaron patrones en estas redes, con grupos de tres componentes por vez, y se dieron cuenta que podían interactuar de trece formas distintas. Por ejemplo:

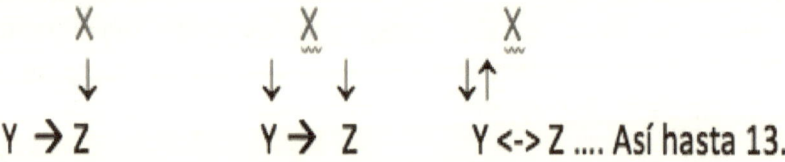

Alon se pregunto si algunos de estos trece patrones aparecían de forma más común en la naturaleza, vieron que si y lo denominaron

<<Motivos de Red>>. Siendo uno de los más comunes el <<bucle predeterminado>>, que es asombrosamente el descrito por la medicina china.

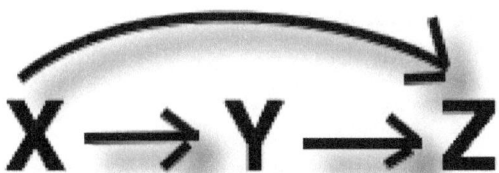

Se observo que este bucle se repetía muy comúnmente en genes y bacterias, en redes de neuronas de gusano etc...

Este bucle de algún modo es importante en los sistemas que procesan información, y ¿qué es el Wuxing? Evidentemente un sistema que trasmite información. En palabras de Alon: *Son las soluciones más sencillas y eficientes a los problemas habituales de las células.*

Este sistema autocontrolado de algún modo ayuda a hacer frente al ruido. Podemos ver como la medicina china ha hecho un sistema similar:

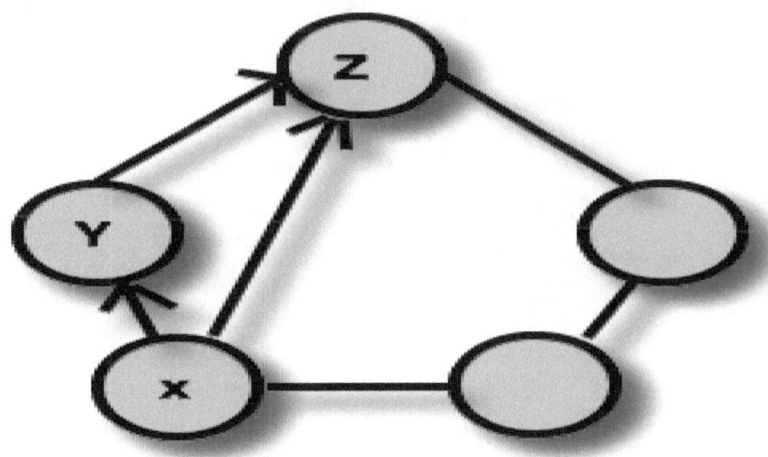

La Medicina China ha desarrollado la teoría de los cinco movimientos o fenómenos. Ordenándolos en una red, llamada WuXing. Esta red esta configuradas por dos bucles: El Sheng y el Ke, que de algún modo manifiestan las leyes de la naturaleza, en cuanto al comportamiento del todo. Incluido macro-universo como micro-universo, siendo las proteínas, bacterias etc... Pertenecientes a estos reinos.

El ruido son las fluctuaciones aleatorias que pueden empujar a que la red cometa errores. En esta red podemos ver como la X modula a Y y a Z, sin embargo, por la vía X-Y-Z existen un retardo. En el caso de las proteínas por ejemplo entre una proteína que necesite un segundo o que necesite 10 segundos puede de algún modo cambiar toda la actividad del sistema. Parece ser que en está red las pausas son tan importantes como en el Jazz. Parece ser que en algunos sistemas ese retardo puede ser lo que diferencie al sistema de la vida o de la muerte.

Su la red de Alon de tres variables es así de vital, imagine la red de cinco.

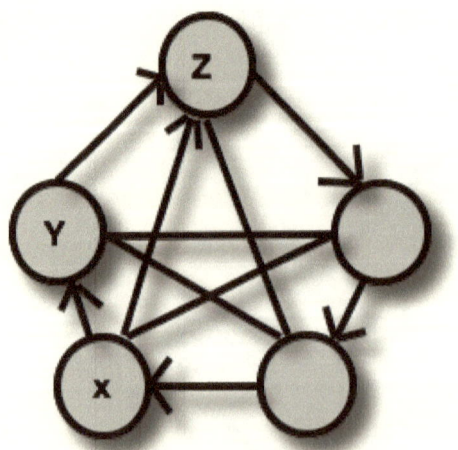

Sorprendente verdad, pues eso no es nada con la complejidad alcanzada por la red de la Medicina China que sostiene sin duda la red:

- **Neuro**

- **Inmuno**

- **Endocrina**

Está que voy a presentar es reducida, falta el binomio Maestro corazón y una vertiente yin o yang de los elementos, podríamos decir que esta red es el doble de compleja.

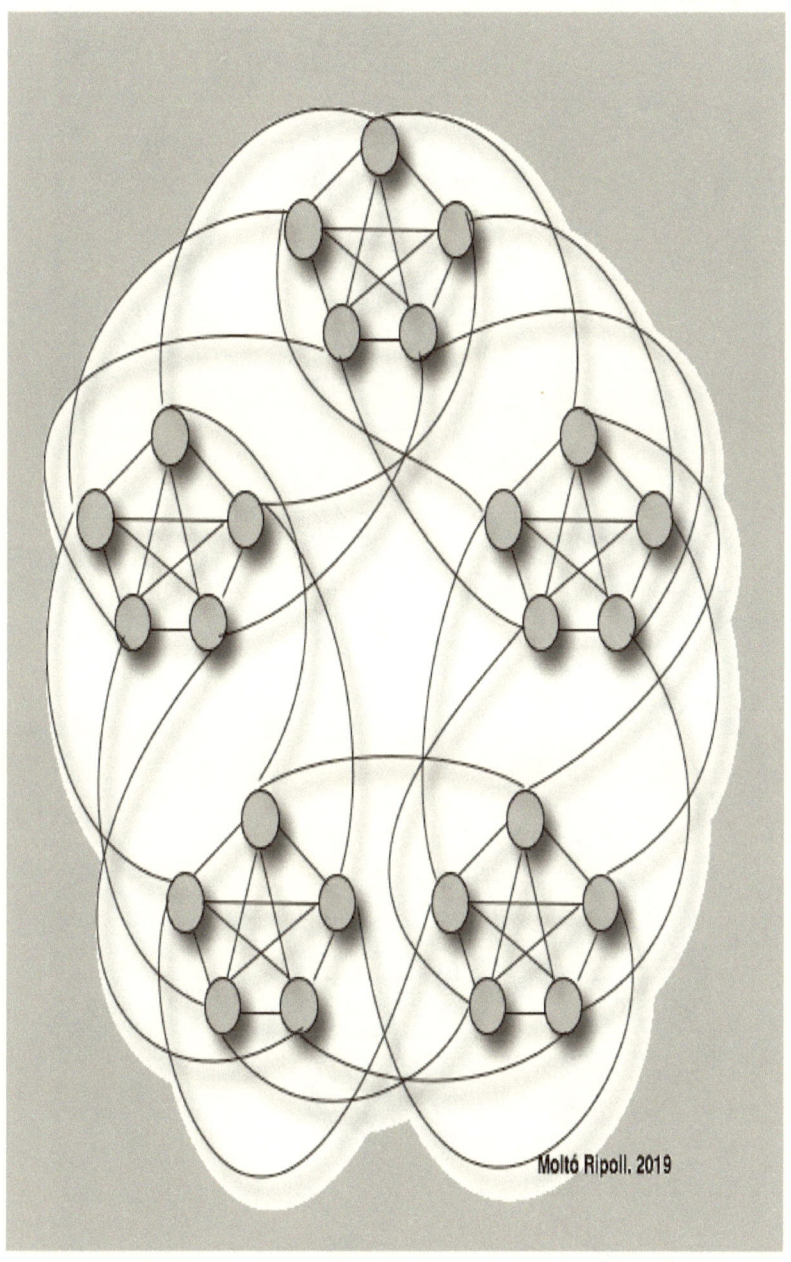

Este dibujo (1) representa la red, lo más importante ahora es saber como poder manejarla, para ello la medicina china introdujo los marcadores somáticos que de alguno modo nos ayudaran modularla. Dibujo (2).

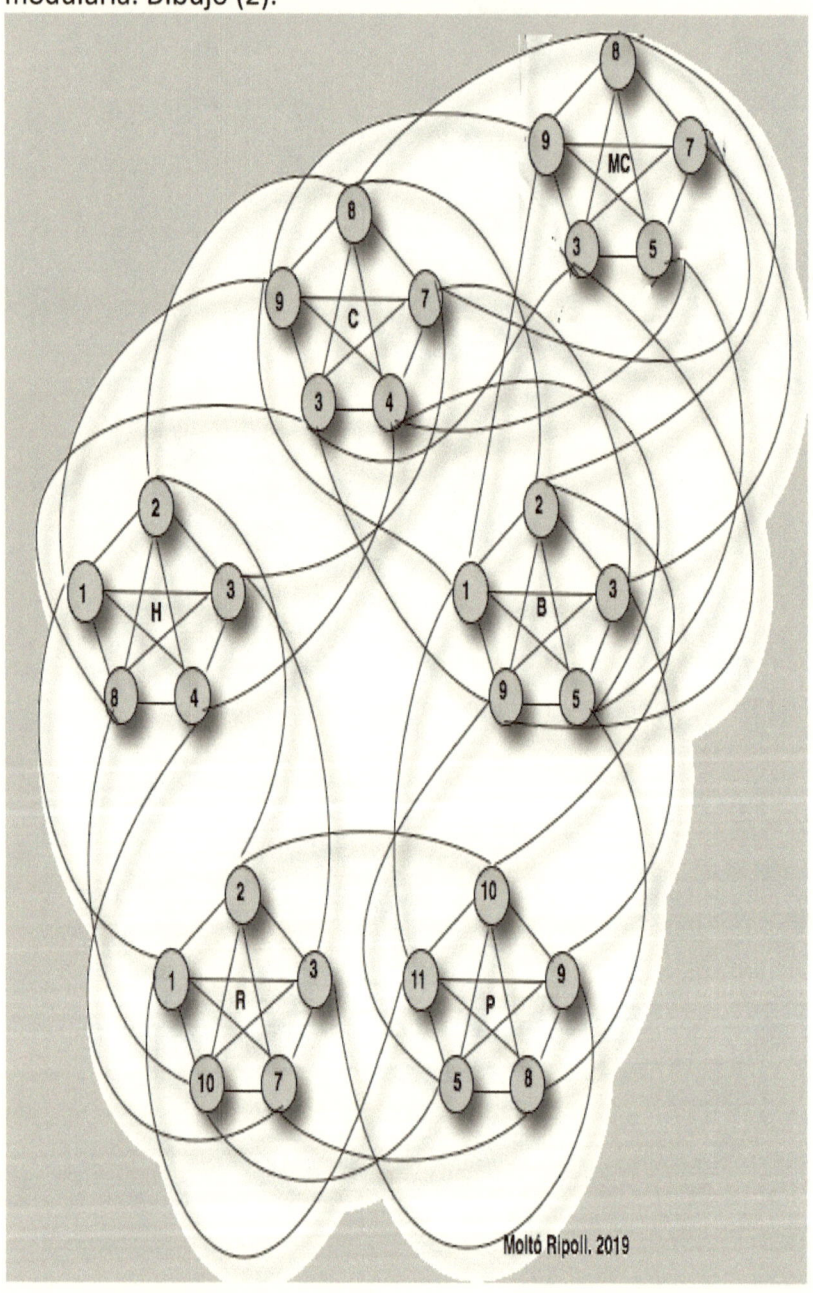

Estos marcadores somáticos son los inputs que tenemos los acupuntores para modular el sistema PNIE.

Ahora deberemos saber como llevar a cabo la MNIE.

Para ello vamos a explicar las dos vías moduladoras, la que fortalece la respuesta y la que la inhibe, muy vinculadas a las neurodistonias. Para modular las neurodistonias endócrinas deberemos de usar dos familias más de marcadores somáticos, que presentaré más adelante.

11.2 Modulación Neurodistónica.

Tenemos que saber que cada elemento esta constituido por dos ciclos.

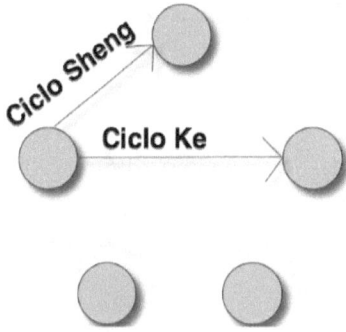

El Ciclo *Sheng* (Generación).

En este ciclo, las funciones biológicas fluyen en el sentido de las agujas del reloj, pasando de un sistema a otro, alimentando cada uno a su posterior. Es un ciclo que nos ayuda a modular de forma positiva el patrón implicado. Y al ser circular de algún modo se auto-modula a el mismo.

Tengamos en cuenta la relación de cada uno con sus respectivos órganos, por tanto:

- el Corazón (Fuego) nutre a la Tierra (Bazo);
- el Bazo (Tierra) a los Pulmones (Metal);
- los Pulmones (Metal) a los Riñones (Agua);
- los Riñones (Agua) al Hígado (Madera);
- y el Hígado (Madera) al Corazón (Fuego).

¿Qué tenemos que saber para elegir los marcadores somáticos que queremos usar? Repasemos las teorías de la modulación bajo la mira sistémica de la red wuxing

La mayoría de los patrones tiene esta nomenclatura:
(XU o Shi) de (Yin o Yang) de un (Zang o Fu).

Pongamos por ejemplo el siguiente;

Xu Qi Pulmón.

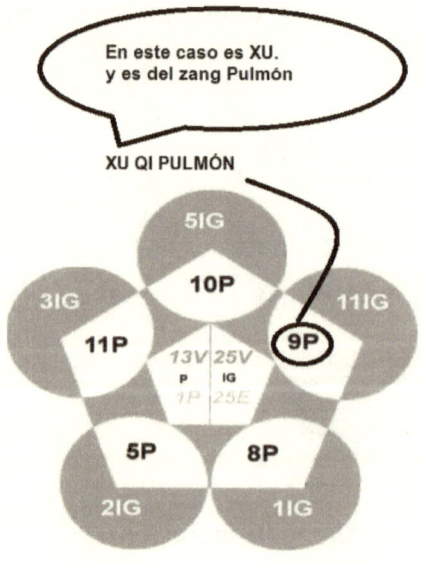

Para las elecciones de los marcadores tendremos que seguir el siguiente protocolo. Para elegir el primer punto necesitamos saber dos informaciones básicas:

a) si el patrón es por insuficiencia xu o por exceso shi. En este caso es por XU (xu qi pulmón). Con lo cual sabemos que tenemos que utilizar el punto de Tonificación según el ciclo sheng.

y b) a que zang o fu se refiere: en este caso es el órgano pulmón.

Por lo tanto, el punto elegido es pues el 9P, siendo este el punto de Tonificación de este.

El ciclo Sheng nos habla de la estimulación o inhibición de la red, en este caso de las funciones simpáticas y parasimpáticas. En el ejemplo que hemos puesto, lo que tenemos es una deficiencia distónica del pulmón y se modulara con el marcador somática que estimula su función, en este caso 9P por ser el punto (Madre), si fuera Shi calor Pulmón, el punto sería el 5P que modularía a la inversa frenando la actividad.

El ciclo Sheng y Ke; Se pueden encontrar 36 posibilidades distintas de combinar Las cinco fases. Las más corrientes son estas cuatro.

1. El Ciclo de Generación
2. El Ciclo de Control
3. El Ciclo de Explotación
4. El Ciclo de Oposición

Nosotros a este nivel solo modularemos con el punto 1. Ciclo de generación (Sheng). En otros tratados hablo de modulaciones más complejas, pero para este con el dominio de esta modulación más la siguiente es suficiente en el control de la inflamación.

Sin embargo, como hemos señalado, no será suficiente con estos puntos, llamados en la literatura oriental punto comando o shu antiguos. Vamos a también modula el yin o el yang de cada patrón.

11.3 Modulación neuroendocrina.

Para ello usaremos los puntos Mo (alarma) y Shu Dorsales.

Shu dorales:

Estos puntos están situados en la espalda, donde conectan con el Qi de los Zang-fu, cada punto corresponde a un órgano.

Cuando un órgano sufre una disfunción estos aumentan su sensibilidad, son importantes en el diagnóstico y tratamiento, siendo de naturaleza yang, por lo tanto, tratan los trastornos de los Zang, es curioso, ya que los Zang son Yin. Los puntos Shu dorales son yang por naturaleza y tratan el yin de los cinco Zang, ver tabla.

PUILMÓN	13V	DORSAL3
MAESTRO CORAZÓN	14V	D4
HÍGADO	18V	D9
CORAZÓN	15V	D5
VESICULA BILIAR	19V	D10
BAZO	20V	D11
ESTÓMAGO	21V	D12
SAN JIAO	22V	LUMBAR 1
RIÑÓN	23V	L2
INTESTINO GRUESO	25V	L4
INTESTINO DELGADO	27V	SACRO 1
VEJIGA	28V	S2

Mo ventrales, también llamados alarma.

Están cerca de los órganos correspondientes, se basan en la misma teoría anterior, son yin, tratan los fu, (órganos yang).

P	1P
H	14H
VB	24VB

B	13H
R	25VB
IG	25E
MC	17RN
C	14RN
E	12RN
TR	5RN
ID	4RN
V69	3RN

Por lo tanto, la idea general será, si tenemos por ejemplo una XU YIN H.

El tratamiento será:

8H, que es el punto que lo tonifica, y 18V.

Esto será una formulación centrada en el síndrome/patrón, no basada en las fórmulas. Es aquí donde nos diferenciamos de los que no conocen la praxis profesional de la acupuntura.

Para terminar este segundo volumen de la serie de Acupuntura Científica, me gustaría señalan mi preocupación creciente en el ámbito de la acupuntura, pues se están desarrollando muchas formaciones en las cuales no se tienen en cuenta la ciencia que soporta la acupuntura y además se utilizan formulas ad hot, y creo que esto es un grave error, pues desde nuestro modelo si no tenemos unas bases teóricas adecuadas que nos permitan diseñar nuestras propias formulas, lo que conseguiremos es simplemente hacer una acupuntura de baja calidad y con resultados mediocres y justo esto jugara en nuestra contra. Por otro lado, lo expuesto en está obra como todo en la ciencia es cuestionable, y de hecho me encantaría recibir comentarios profesionales en este sentido una vez usted lea el manuscrito.

Bibliografía.

[1] Langevin HM. Et al. (2005). Fibroblast form a body-wide cellular network. Histochem Cell Biol. 2004 Jul;122(1):7-15

[2] J. Gebel. Mecanotransducción y transducción de señales a través del tejido conjuntivo. Departamento de Anatomía y Biología celular, Universidad Ernst Moritz de Greifswald.

[3] Moltó Ripoll. J.P. (2018). Acupuntura científica basada en la Psiconeuroinmunoendocrinología. Editorial Letreame.

[4] _____. (2019) Acupuntura Científica sus bases. Editorial PNA. Amazon.

[5] Kawakita K. Shinbara H, Imai K et al. How do acupuncture and moxibustionact? – Fucosing on the progress injapaneseacupunture research. J. Pharmacol. Sci.

[6] Lewith GT, White PJ, Kaptchuk TJ. Developinga research strategy for acupuncture. Clin, J Pain.

[7] Moffet HH. How might acupunturewirk? A systmaticreview of physiologic rationales from clinical trials.BCM. Complement. Altern.

[8] Murillo Diaz. Tesis doctoral, "Estudio morfológico y funcional critico de los puntos de acupuntura" Facultad de medicina. Universidad de Zaragoza.

[9] Moltó Ripoll. (2018). "Acupuntura Científica basada en la Psiconeuroendocrinoinmunología" editorial Letreame.

[10] Yirmiya R. Goshen I. (2011). Inmune modulation of learning, memory, neural plasticity and neurogenesis. Brian Behav Immun. 2011; 25:181-213.

[11] Moltó Ripoll. Juan pablo. (2019) "Anatomía de la Mente" editorial Letreame. PNA.

[12] Joanna K. Lucia Zhang. Sidney H Kennedy. Roger S McIntyre. (2013). Los trastornos psiquiátricos, ¿son condiciones inflamatorias? Psychiatric times. Nº7-2013

[13] Schildkraut, J. J. (1965). The Hypothesis of Supporting of Affective disorders: Evidence. American Journal of Psychiatry, 122(5), 509–522.

[14] López-Muñoz, F., & Alamo, C. (2009). Monoaminergic neurotransmission: the history of the discovery of antidepressants from 1950s until today. Current Pharmaceutical design, 15(14), 1563–1586.

[15] Meana, J. J. (1990). neurobioquímica de la depresión: una revisión de las alteraciones en los sistemas de neurotransmisión. Rev. Psiquiatría Fac. Med.

Barna, 17(7), 321–337.

[16] Booij, L., Van der does, A., & Riedel, W. (2003). Monoamine depletion in psychiatric and healthy populations: review. Molecular Psychiatry, 8(12), 951–73. http:/doi.org/10.1038/sj.mp.4001423

[17] Heninger, G. R., delgado, P. L., & Charney, d. S. (1996). The revised monoamine theory of depression: a modulatory role for monoamines, based on new findings from monoamine depletion experiments in humans. Pharmacopsychiatry, 29(1), 2–11. http:/doi.org/10.1055/s-2007-979535

[18] Ruhé, H. G., Mason, n. S., & Schene, A. H. (2007). Mood is indirectly related to serotonin, norepinephrine and dopamine levels in humans: a meta-analysis of monoamine depletion studies. Molecular Psychiatry, 12(4), 331–59. http:/doi.org/10.1038/sj.mp.4001949

[19] Fava, M., & davidson, K. G. (1996). definition and epidemiology of treatment-resistant depression. Psychiatric Clinics of north America. http:/doi.org/10.1016/S0193-953X(05)70283-5

[20] Charney, d. S. (1998). Monoamine dysfunction and the pathophysiology and treatment of depression. The Journal of Clinical Psychiatry, 59 Suppl 1, 11–4.

[21] Gumnick, J. F., & nemeroff, C. B. (2000). Problems with currently available antidepressants. The Journal of Clinical Psychiatry, 61 Suppl 1, 5–15.

[22] Leslie Alejandra Ramirez, et al. (2018). Nueva teoría sobre la depresión: un desequilibrio del ánimo entre el sistema nervioso y el inmunológico, con regulación de la serotonina-quinurenina y el eje hipotálamo-hipófiso-suprarrenal. Biomédica 2018;38:437-50

[23] Erik Höglund et al (2019). Tryptophan Metabolic Pathways and Activity: A Comparative Review.

[24] Clair R. Martin. (2018) The Brain-Gut-Microbiome Axis.

[25] Réus, G. Z., Jansen, K., Titus, S., Carvalho, A. F., Gabbay, V., & Quevedo, J. (2015). Kynurenine pathway dysfunction in the pathophysiology and treatment of depression: Evidences from animal and human studies. Journal of Psychiatric Research. http:/doi.org/10.1016/j.jpsychires.2015.05.007

[26] dantzer, R., O'Connor, J. C., Lawson, M. A., & Kelley, K. W. (2011). Inflammation-associated depression: From serotonin to kynurenine. Psychoneuroendocrinology, 36(3), 426–436. http:/doi.org/10.1016/j.psyneuen.2010.09.012

[27] Guillemin, G. J., Kerr, S. J., Smythe, G. A., Smith, d. G., Kapoor, V., Armati, P. J., ... Brew, B. J. (2001). Kynurenine pathway metabolism in human astrocytes: A paradox for neuronal protection. Journal of neurochemistry, 78(4), 842–853. http:/doi.org/10.1046/j.1471-4159.2001.00498.x

[28] Rajkowska, G., & Miguel-Hidalgo, J. J. (2007). Gliogenesis and glial pathology in depression. CnS & neurological disorders - drug Targets, 6(3), 219–33.

http:/doi.org/10.2174/187152707780619326

[29] Sachar, E. J., Hellman, L., Fukushima, d. K., & Gallagher, T. F. (1970). Cortisol Production in depressive Illness. Archives of General Psychiatry, 23, 289–298. http:/doi.org/10.1001/archpsyc.1972.01750200041009

[30] Idem

[31] Arana, G. W. (1985). The dexamethasone suppression test for diagnosis and prognosis in psychiatry: commentary and review. Archives of General Psychiatry, 42(12), 1193–1204. http:/doi.org/10.1001/ archpsyc.1985.01790350067012

[32] Carpenter, W. T., & Bunney, W. E. (1971). Adrenal Cortical Activity in depressive Illness. American Journal of Psychiatry, 128(1), 31–40.

[33] Cleghorn, R. A. (1953). Psychologic changes in Addison's disease. The Journal of Clinical Endocrinology & Metabolism, 13(10), 1291–1293. http:/doi.org/10.1210/jcem-13-10-1291

[34] Spillane, J. d. (1951). nervous and mental disorders in Cushing's Syndrome. Brain, 74(1), 72–94. http:/doi. org/10.1093/brain/74.1.72

[35] Clark, L. d., Quarton, G. C., Cobb, S., & Bauer, W. (1953). Further Observations on Mental disturbances Associated with Cortisone and ACTH Therapy. new England Journal of Medicine, 249(5), 178–183. http:/doi.org/10.1056/nEJM195307302490502

[36] Sachar, E. J., Hellman, L., Fukushima, d. K., & Gallagher, T. F. (1970). Cortisol Production in depressive Illness. Archives of General Psychiatry, 23, 289–298. http:/doi.org/10.1001/archpsyc.1972.01750200041009

[37] nelson, J. ., & davis, J. M. (1997). dST studies in psychotic depression: A meta-analysis. American Journal of Psychiatry, 154(11), 1497–1503. http:/doi.org/10.1176/ajp.154.11.1497

[38] nemeroff, C. B., Krishnan, K. R., Reed, d., Leder, R., Beam, C., & dunnick, n. R. (1992). Adrenal gland enlargement in major depression. A computed tomographic study. Archives of General Psychiatry, 49(5), 384–387. http:/doi.org/10.1001/archpsyc.1992.01820050048008

[39] Federico Uribe (2006). Endocrinología del estrés. Acta Med Colomb Vol. 31 No 3 (Suplemento) ~ 2006

[40] Kim, Y.-K., na, K.-S., Myint, A.-M., & Leonard, B. E. (2016). The role of pro-inflammatory cytokines in neuroinflammation, neurogenesis and the neuroendocrine system in major depression. Progress in neuro-Psychopharmacology and Biological Psychiatry, 64, 277–284. http:/doi.org/10.1016/j. pnpbp.2015.06.008

[41] Young, E. A., Lopez, J. F., Murphy-Weinberg, V., Watson, S. J., & Akil, H. (2003). Mineralocorticoid receptor function in major depression. Archives of General Psychiatry, 60(1), 24–28. http:/doi.org/10.1001/ archpsyc.60.1.24

[42] Pariante, C. M. (2006). The glucocorticoid receptor: part of the solution or part

of the problem? Journal of Psychopharmacology, 20(4), 79–84. http:/doi.org/10.1177/1359786806066063

[43] Labonte, B., Yerko, V., Gross, J., Mechawar, n., Meaney, M. J., Szyf, M., & Turecki, G. (2012). differential Glucocorticoid Receptor Exon 1B, 1C, and 1H Expression and Methylation in Suicide Completers with a History of Childhood Abuse. Biological Psychiatry, 72(1), 41–48. http:/doi.org/10.1016/j.biopsych.2012.01.034

[44] McGowan, P. O., Sasaki, A., d'Alessio, A. C., dymov, S., Labonté, B., Szyf, M., ... Meaney, M. J. (2009). Epigenetic regulation of the glucocorticoid receptor in human brain associates with childhood abuse. nature neuroscience, 12(3), 342–348. http:/doi.org/10.1038/nn.2270

[45] Kapoor, A., dunn, E., Kostaki, A., Andrews, M. H., & Matthews, S. G. (2006). Fetal programming of hypothalamo-pituitary-adrenal function: Prenatal stress and glucocorticoids. Journal of Physiology, 572(1), 31–44. http:/doi.org/10.1016/j.poly.2005.06.060

[46] Antonioli, M., Rybka, J., & Carvalho, L. A. (2012). neuroimmune endocrine effects of antidepressants. neuropsychiatric disease and Treatment, 8, 65–83. http:/doi.org/10.2147/ndT.S16409

[47] E. Sherwood, et al. 2019. A randomized trial of an NMDA receptor antagonist for reversing corticosteroid effects on the human hippocampus

[48] Eriksson, P., Perfilieva, E., Björk-Eriksson, T., Alborn, A., nordborg, C., Peterson, d., & Gage, F. (1998). neurogenesis in the adult human hippocampus. nature Medicine, 4(11), 1313–1317. http:/doi. org/10.1038/3305

[49] Ming, G., & Song, H. (2005). Adult neurogenesis in the Mammalian Central nervous System. Annual Review of neuroscience, 28(1), 223–250. http:/doi.org/10.1146/annurev.neuro.28.051804.101459

[50] Belmaker, R. H., & Agam, G. (2008). Major depressive disorder. The new England Journal of Medicine, 358(1), 55–68. http:/doi.org/10.1056/nEJMra073096

[51] Lee, B. H., & Kim, Y. K. (2010). The roles of BdnF in the pathophysiology of major depression and in antidepressant treatment. Psychiatry Investigation, 7(4), 231–235. http:/doi.org/10.4306/ pi.2010.7.4.231

[52] Hayley, S., Poulter, M. O., Merali, Z., & Anisman, H. (2005). The pathogenesis of clinical depression: stressor- and cytokine-induced alterations of neuroplasticity. neuroscience, 135(3), 659–78. http:/doi.org/10.1016/j.neuroscience.2005.03.051

[53] Song, C., Merali, Z., & Anisman, H. (1999). Variations of nucleus accumbens dopamine and serotonin following systemic interleukin-1, interleukin-2 or interleukin-6 treatment. neuroscience, 88(3), 823–836. http:/doi.org/10.1016/S0306-4522(98)00271-1

[54] Moltó Ripoll et al. (2019) IV conferencia Internacional de investigação em Saúde. Oporto. Portugal

[55] Kraepelin, E. (1890). Ueber Psychosen nach Influenza. deutsche Medicinische

Wochenschrift, 16(11), 209–211.

[56] Dalmau, J., Gleichman, A. J., Hughes, E. G., Rossi, J. E., Peng, X., Lai, M., ... Lynch, d. R. (2008). Anti-nMdA- receptor encephalitis: case series and analysis of the effects of antibodies. Lancet neurology, 7(12), 1091–8. http:/doi.org/10.1016/S1474-4422(08)70224-2

[57] Moltó Ripoll. (2017). Inmunología aplicada a la psiconeuroacupuntura" ediciones Pna.

[58] Maes, M., Bosmans, E., Meltzer, H. Y., Scharpé, S., & Suy, E. (1993). Interleukin-1β: A Putative Mediator of HPA Axis Hyperactivity in Major depression? American Journal of Psychiatry, (August), 1189–1193.

[59] Smith, R. S. (1991). The macrophage theory of depression. Medical Hypotheses, 35(4), 298–306. http:/doi. org/10.1016/0306-9877(91)90272-Z

[60] Dantzer, R., O'Connor, J. C., Freund, G. G., Johnson, R. W., & Kelley, K. W. (2008). From inflammation to sickness and depression: when the immune system subjugates the brain. nature Reviews neuroscience, 9(1), 46–56. http:/doi.org/10.1038/nrn2297

[61] Pariante, C. M. (2017). Why are depressed patients inflamed? A reflection on 20 years of research on depression, glucocorticoid resistance and inflammation. European neuropsychopharmacology, 554–559. http:/doi.org/10.1016/j.euroneuro.2017.04.001

[62] Silvia Aróstegui Uranga. (2018). Marcadores inflamatorios en Depresión. Euskal Herriko Unibertsitatea

[63] Carson, M. J., doose, J. M., Melchior, B., Schmid, C. d., & Ploix, C. C. (2006). CnS immune privilege: hiding in plain sight. Immunological Reviews, 213, 48–65. http:/doi.org/10.1111/j.1600-065X.2006.00441.x

[64] Dantzer, R., O'Connor, J. C., Freund, G. G., Johnson, R. W., & Kelley, K. W. (2008). From inflammation to sickness and depression: when the immune system subjugates the brain. nature Reviews neuroscience, 9(1), 46–56. http:/doi.org/10.1038/nrn2297

[65] Amor, S., Peferoen, L. A. n., Vogel, d. Y. S., Breur, M., van der Valk, P., Baker, d., & van noort, J. M. (2014). Inflammation in neurodegenerative diseases - an update. Immunology, 142(2), 151–166. http:/doi. org/10.1111/imm.12233

[66] Kettenmann, H., Hanisch, U., noda, M., & Verkhratsky, A. (2011). Physiology of Microglia. Physiological Reviews, 91(2), 461–553. http:/doi.org/10.1152/physrev.00011.2010.

[67] Kreutzberg, G. W. (1996). Microglia: A sensor for pathological events in the CnS. Trends in neurosciences, 19(8), 312–318. http:/doi.org/10.1016/0166-2236(96)10049-7

[68] Kettenmann, H., Hanisch, U., noda, M., & Verkhratsky, A. (2011). Physiology of Microglia. Physiological Reviews, 91(2), 461–553.

http:/doi.org/10.1152/physrev.00011.2010.

[69] Kreutzberg, G. W. (1996). Microglia: A sensor for pathological events in the CnS. Trends in neurosciences, 19(8), 312–318. http:/doi.org/10.1016/0166-2236(96)10049-7

[70] Miller, A. H., & Timmie, W. P. (2009). Mechanisms of Cytokine-Induced Behavioral Changes: Psychoneuroimmunology at the Translational Interface norman Cousins Lecture. Brain, Behavior and Immunity, 23(2), 149–158. http:/doi.org/10.1016/j.bbi.2008.08.006.Mechanisms

[71] Yirmiya, R., Rimmerman, n., & Reshef, R. (2015). depression as a Microglial disease. Trends in neurosciences, 38(10), 637–658. http:/doi.org/10.1016/j.tins.2015.08.001

[72] Wohleb, E. S., & Godbout, J. P. (2013). Basic Aspects of the Immunology of neuroinflammation. In Inflammation in Psychiatry (Vol. 28, pp. 1–19). http:/doi.org/10.1159/000343964

[73] Raison, C. L., Capuron, L., & Miller, A. H. (2006). Cytokines sing the blues: Inflammation and the pathogenesis of depression. Trends in Immunology, 27(1), 24–31. http:/doi.org/10.1016/j.it.2005.11.006

[74] Kronfol, Z. (2000). Cytokines and the Brain: Implications for Clinical Psychiatry. American Journal of Psychiatry, 157(5), 683–694. http:/doi.org/10.1176/appi.ajp.157.5.683

[75] dowlati, Y., Herrmann, n., Swardfager, W., Liu, H., Sham, L., Reim, E. K., & Lanctôt, K. L. (2010). A Meta- Analysis of Cytokines in Major depression. Biological Psychiatry, 67(5), 446–457. http:/doi.org/10.1016/j. biopsych.2009.09.033

[76] Haapakoski, R., Mathieu, J., Ebmeier, K. P., Alenius, H., & Kivimäki, M. (2015). Cumulative meta-analysis of interleukins 6 and 1β, tumour necrosis factor α and C-reactive protein in patients with major depressive disorder. Brain, Behavior, and Immunity, 49, 206–215. http:/doi.org/10.1016/j.bbi.2015.06.001

[77] Hayley, S., Poulter, M. O., Merali, Z., & Anisman, H. (2005). The pathogenesis of clinical depression: stressor- and cytokine-induced alterations of neuroplasticity. neuroscience, 135(3), 659–78. http:/doi.org/10.1016/j.neuroscience.2005.03.051

[78] Song, C., Merali, Z., & Anisman, H. (1999). Variations of nucleus accumbens dopamine and serotonin following systemic interleukin-1, interleukin-2 or interleukin-6 treatment. neuroscience, 88(3), 823–836. http:/doi.org/10.1016/S0306-4522(98)00271-1

[79] Abbas, A. K., Lichtman, A. H., & Pillai, S. (2014). Basic Immunology. Functions and disorders of the Immune System. Philadelphia: Elsevier Health Sciences.

[80] García-Bueno, B., Caso, J. R., & Leza, J. C. (2008). Stress as a neuroinflammatory condition in brain: damaging and protective mechanisms. neuroscience and Biobehavioral Reviews, 32(6), 1136–1151. http:/doi.org/10.1016/j.neubiorev.2008.04.001

[81] Calabrese, F., Rossetti, A. C., Racagni, G., Gass, P., Riva, M. A., & Molteni, R.

(2014). Brain-derived neurotrophic factor: a bridge between inflammation and neuroplasticity. Frontiers in Cellular neuroscience, 8, 430. http:/doi.org/10.3389/fncel.2014.00430

[82] Hayley, S., Poulter, M. O., Merali, Z., & Anisman, H. (2005). The pathogenesis of clinical depression: stressor- and cytokine-induced alterations of neuroplasticity. neuroscience, 135(3), 659–78. http:/doi.org/10.1016/j.neuroscience.2005.03.051

[83] Kim, Y.-K., na, K.-S., Myint, A.-M., & Leonard, B. E. (2016). The role of pro-inflammatory cytokines in neuroinflammation, neurogenesis and the neuroendocrine system in major depression. Progress in neuro-Psychopharmacology and Biological Psychiatry, 64, 277–284. http:/doi.org/10.1016/j. pnpbp.2015.06.008

[84] Miller, A. H., & Timmie, W. P. (2009). Mechanisms of Cytokine-Induced Behavioral Changes: Psychoneuroimmunology at the Translational Interface norman Cousins Lecture. Brain, Behavior and Immunity, 23(2), 149–158. http:/doi.org/10.1016/j.bbi.2008.08.006.Mechanisms

[85] Song, C., Merali, Z., & Anisman, H. (1999). Variations of nucleus accumbens dopamine and serotonin following systemic interleukin-1, interleukin-2 or interleukin-6 treatment. neuroscience, 88(3), 823–836. http:/doi.org/10.1016/S0306-4522(98)00271-1

[86] Pace, T. W. W., Hu, F., & Miller, A. H. (2007). Cytokine-effects on glucocorticoid receptor function: Relevance to glucocorticoid resistance and the pathophysiology and treatment of major depression. Brain, Behavior, and Immunity, 21(1), 9–19. http:/doi.org/10.1016/j.bbi.2006.08.009

[87] Tomás Alcocer G. (2014). "Los paquetes neurovasculares. Cap 10. Huàng Dí Nèi Jïng". Editado por el Instituto Alcocer.

[88] Moltó Ripoll. (2016). "Fundamentos de Medicina China" Tomo II. Editorial PNA

[89] Los Meridianos Colaterales Longitudinales y Transversales suelen agruparse bajo el nombre de "Meridianos Colaterales" y se suelen definir sus funciones en conjunto ya que pertenecen todos a los Meridianos Principales y nacen del mismo punto, pero hemos de saber que tienen funciones distintas y que existen 15 Longitudinales y sólo 12 Transversales.

[90] No veo necesario en este trabajo especifico sobre dolor e inflamación hincharlo con fotografías de meridianos y sus puntos para eso ya existen en el mercado valiosos trabajos recomiendo: Atlas Gráfico de Acupuntura. Könemann

[91] Moltó Ripoll. (2018). "Acupuntura Científica basada en la PNIE". Editorial Letreame. PNA.

[92] *Goldman N et al. Purine receptor mediated actin cytos- keleton remodeling of human fibroblasts. Cell Calcium 2013;53(4):297-301*

[93] Chiang CY, Chang CT, Chu HL, et al. *Peripheral afferent pathway for acupuncture analgesia.* Sci Sin 1973; 16:210–217.

[94] Cho ZH, Hwang SC, Wong EK, Son YD, Kang CK, Park TS, Bai SJ, Kim YB, Lee YB, Sung KK, Lee BH, Shepp LA, Min KT. *Neural substrates, experimental evidences*

and functional hypothesis of acupuncture mechanisms. Acta Neurol Scand, 2006; 113: 370–377

[95]Zhang Z-J., Wang X-M., and McAlonan G. M. *Neural Acupuncture Unit: A New Concept for Interpreting* Kim, Y.-K., na, K.-S., Myint, A.-M., & Leonard, B. E. (2016). The role of pro-inflammatory cytokines in neuroinflammation, neurogenesis and the neuroendocrine system in major depression. Progress in neuro-Psychopharmacology and Biological Psychiatry, 64, 277–284.
http:/doi.org/10.1016/j. pnpbp.2015.06.008 2012, Article ID 429412, 23 pages.

[96]Ahn AC, Park M, Shaw JR, McManus CA, Kaptchuk TJ, and Langevin H. *Electrical Impedance of Acupuncture Meridians: The Relevance of Subcutaneous Collagenous Bands.* PLoS ONE, 2010; 5 (7): e11907. Y- Ahn A.C., Colbert A. P., Anderson B. J., Martinsen O., Hammerschlag R., Cina S., Wayne P. M., and Langevin H. M. *Electrical Properties of Acupuncture Points and Meridians: A Systematic Review.* Bioelectromagnetics, 2008; 29:245-256.

[97]Langevin H. M., Konofagou E., Badger G., Churchill D., Fox J., Ophir J., and Garra B. S. *Tissue displacements during acupuncture using ultrasound elastography techniques.* Ultrasound in Med. & Biol. 2004; 30, (9): 1173–1183.

[98]Levine J. D., Fields H. L., and Basbaum A. I. *Peptides and the primary afferent nociceptor.* Journal of Neuroscience, 1993; 13 (6): 2273-2286.

35. Li A-H., Zhang J-M., and Xie Y-K. *Human acupuncture points mapped in rats are associated with excitable muscle/skin–nerve complexes with enriched nerve endings.* Brain Research, 2004; 1012: 154–159.

[99]Hui K., Sporko T., Vangel M., Li M., Fang J, and Lao L. *Perception of Deqi by Chinese and American acupuncturists: a pilot survey.* Chinese Medicine 2011; 6 (2).

[100] Moltó Ripoll. Juan Pablo (2019). "Acupuntura Dolor e Inflamación" Editorial Letreame. PNA

[101] Hartmut Heine, et al. (1999). "Terapia con catalizadores intermediarios en la práctica" Aurelia-Verlag

[102] Thomas Lundeberg (2014). "Efectos periféricos de la acupuntura: ¿contribuyen a los efectos neuroinmunológicos de la acupuntura?." Hospital universitario de Danderyds AB, Estocolmo, Suecia. Rev Int Acu 2014;8(4):143-144

[103] Kashiba H, Ueda Y. Acupuncture to the skin induces release of substance P and Calcitonin gene-related peptide from peripheral terminals of primary sensory neurons in the rat. American Journal Chinese Medicine 1991, 19: 189- 197

[104] Kjartansson J, Lundeberg T.Samuelson UE, Dalsgaard CJ, Heden P. Calcitonin gene-related peptide (CGRP) and transcutaneous electrical nerve stimulation (TENS) increase cutaneous blood flow in a musculocutaneous flap in the rat. Acta Phisiol Scand 1988, 134: 89- 94.

[105] Jorge José Echeverry. (2011) Eficacia de la acupuntura en el tratamiento de úlceras de miembros inferiores en Bogota. Universidad Nacional de Colombia.

[106] Schmelz M, Petersen LJ. (2001). "Neurogenic inflammation in human and rodent skin. News Physiol Sci 2001;16:33-7

[107] Thomas Lundeberg. (2014). Efectos periféricos de la acupuntur: ¿contribuyen a los efectos neuroinmunológicos de la acupuntura? 2014;8(4):143-144

[108] Bernik TR, Friedman SG, Ochani M, DiRaimo R, Susarla S, Czura CJ, et al. Cholinergic antiinflammatory pathway inhibition of tumor necrosis factor during ischemia reperfusion. J Vasc Surg 2002; 36(6):1231-6.

[109] Tracey KJ. The inflammatory reflex. Nature 2002;420(6917):853-9.

[110] Wexler BC, Dolgin AE, Tryczynski EW. Effects of bacterial polysaccharide (Piromen) on the pituitary-adrenal axis: adrenal ascorbic acid, cholesterol and histologic alterations. Endocrionol 1957;61:300-8.

[111] Tracey KJ. The inflammatory reflex. Nature 2002;420(6917):853-9.

[112] Chiao H, Kohda Y, McLeroy P, Craig L, Linas S, Star RA. Alpha- melanocyte-stimulating hormone inhibits renal injury in the absence of neutrophils. Kidney Int 1998;54(3):765-74.

[113] Watkins LR, Maier SF. Implications of immune-to-brain communication for sickness and pain. Proc Natl Acad Sci USA 1999;96(14):7710-13.

[114] Bernik TR, Friedman SG, Ochani M, DiRaimo R, Susarla S, Czura CJ, et al. Cholinergic antiinflammatory pathway inhibition of tumor necrosis factor during ischemia reperfusion. J Vasc Surg 2002; 36(6):1231-6.

[115] Wang H, Yu M, Ochani M, Amelia CA, Tanovic M, Susaria S, et al. Nicotinic acetylcholine receptor a7 subunit is an essential regulator of inflammation. N

[116] Borovikova, LV, Ivanova S, Zhang M, Yang H, Botchkina GI, Watkins LR, et al. Vagus nerve stimulation attenuates the systemic inflammatory response to endotoxin. Nature 2000;405-61.

[117] Pavlov VA, Tracey KJ. Neural regulators of innate immune responses and inflammation. Cell Mol Life Sci 2004;61(18):2322-31.

[118] George MS, Sackeim HA, Rush AJ, Marangell LB, Nahas Z, Husain MM, et al. Vagus nerve stimulation: a new tool for brain research and therapy. Biol Psychiatry 2000;47(4):287-95.

[119] Fleshner M, Goehler LE, Schwartz BA, McGorry M, Martin D, Maier SF, et al. Thermogenic and corticosterone responses to intravenous cytokines (IL-1 beta and TNF-alpha) are attenuated by subdiaphragmatic vagotomy. J Neuroimmunol 1998;86(2): 134-41.

[120] Tracey KJ. The inflammatory reflex. Nature 2002;420(6917):853-9.

24 Wang H, Yu M, Ochani M, Amelia CA, Tanovic M, Susaria S, et al. Nicotinic acetylcholine receptor a7 subunit is an essential regulator of inflammation. Nature 2003; 421: 384-8.

[122] Proskocil BJ, Sekhon HS, Jia Y, Savchenko V, Blakely RD, Lindstrom J, et al. Acetylcholine is an autocrine or paracrine hormone synthesized and secreted by airway bronchial epithelial cells. Endocrinology 2004;145(5):2498-506.

[123] Aeed RW, Varma S, Peng-Nemeroff T, Sherry B, Balakhaneh D, Huston J, et al. Cholinergic stimulation blocks endothelial cell activation and leukocyte recruitment during inflammation. J Exp Med 2005;201(7):1113-2

[124] Metz CN, Tracey KJ. It takes nerve to dampen inflammation. Nat Immunol

2005; 6(8):756-57.

[125] Webster J, Tonelli L, Sternberg E. Neuroendocrine regulation of immunity. Annu Rev Immunol 2002;20:125-62.

[126] Gross P, Weindl A. Peering through the windows of the brain. J Cereb Blood Flow Metab 1987;7(6):663-72.

[127] Johnston GR, Webster NR. Cytokines and the immühomodulatory function of the vagus nervé. Br J Anaésth 2009;104(4): 453-62.

[128] Tracey KJ. Reflex control of immunity. Nat Rev Immunol 2009; 9(6):418-28.

[129] Van Der Zanden EP, Boeckxstaens GE, de Jonge WJ. The vagus nerve as a modulator of intestinal inflammation. Neurogastro- enterol Motil 2009;21(1):6-17.

[130] Hansen MK, Daniels S, Goehler LE, Gaykema RP, Maier SF, Watkins LR. Subdiaphragmatic vagotomy does not block intraperitoneal lipopolysaccharide-induced fever. Auton Neurosci 2000a;85(1-3):83-7.

[131] Ghia JE, Blennerhassett P, Kumar-Ondiveeran H, Verdu EF, Collins SM. The vagus nerve: a tonic inhibitory influence associated with inflammatory bowel disease in a murine model. Gastroenterology 2006; 131(4):1122-30.

[132] Bernik TR, Friedman SG, Ochani M, DiRaimo R, Susarla S, Czura CJ, et al. Cholinergic antiinflammatory pathway inhibition of tumor necrosis factor during ischemia reperfusion. J Vasc Surg 2002; 36(6):1231-6.

[133] Huston JM, Gallowitsch-Puerta M, Ochani M, Ochani K, Yuan R, Rosas-Ballina M, et al. Transcutaneous vagus nerve stimulation reduces serum high mobility group box 1 levels and improves survival in murine sepsis. Crit Care Med 2007;35(12):2762-8.

[134] Oke SL, Tracey KJ. The inflammatory reflex and the role of complementary and alternative medical therapies. Ann N Y Acad Sci 2009; 1172:172-80.

[135] By Alfhaily F. Elwies, A: 2007. Acupuncture in Managing Menopausal Symtoms: Hope or Mirage?. Climateric, Vol. 10, No.5, pp. 371-380

[136] Raison CL. Borisov AS, Majer M, et al(2009). Activation of central nervous system inflammatory pathways by interferon-alpha: relationship to monoamines and depression. Biol Psychiatry. 2099; 65:296-303

[137] La diferencia entre el síntoma y el signos es que el primero es subjetivo, mientras que el segundo es objetivo y se puede cuantificar con la moderna tecnología.

[138] Maciocia G. (2000). Fundamentos de Medicina China.

[139] Moltó Ripoll, Juan Pablo (2015). ¿Qué es la Psiconeuroacupuntura? Ediciones PNA.

[140] Andrew H. Miller et al. (2010). La inflamación y sus desencantos: papel de las citocinas en la fisiopatología de la depresión mayor. https://www.sciencedirect.com/science/journal/11345934

[141] Juan Pablo Moltó. (2017). Inumología y Psiconeuroacuputura. Editorial PNA. Letreame.

[142] Zapatera B, Prados A, Gómez-Martínez S, Marcos A. Immunonutrition: methodology and applications. Nutr Hosp. 2015; 31(Supl. 3):145-54. Disponible en: http://www.ncbi.nlm.nih.gov/pubmed/25719782.

[143] Zulet MA, Puchau B, Navarro C, Martí A, Martínez JA. Biomarcadores del estado inflamatorio: punto de unión con la obesidad y complicaciones asociadas. Nutr Hosp. 2007; 22(5):511-27. Disponible en: http://scielo.isciii.es/scielo.php?pid=S021216112007000700001&script=sci_arttext.

[144] Pearson TA, Mensah GA, Alexander RW, Anderson JL, Cannon RO 3rd, Criqui M, et al. Markers of inflammation and cardiovascular disease: application to clinical and public health practice: A statement for healthcare professionals from the Centers for Disease Control and Prevention and the American Heart Association. Circulation. 2003; 107(3):499-511. Disponible en: http://www.ncbi.nlm.nih.gov/pubmed/12551878.

[145] Hansson GK. Inflammation, atherosclerosis, and coronary artery disease. N Engl J Med. 2005; 352(16):1685-95. Disponible en: http://www.ncbi.nlm.nih.gov/pubmed/15843671.

[146] Dvoráková-Lorenzová A, Suchánek P, Havel PJ, Stávek P, Karasová L, Valenta Z, et al. The decrease in C-reactive protein concentration after diet and physical activity induced weight reduction is associated with changes in plasma lipids, but not interleukin-6 or adiponectin. Metabolism. 2006; 55(3):359-65. Disponible en: http://www.ncbi.nlm.nih.gov/pubmed/16483880.

[147] Cohen, BS. (2019) 30 Ways to Stimulate your Vagus Nerve more Functions and Disorders. https://selfhacked.com/blog/32-ways-to-stimulate-your-vagus-nerve-and-all-you-need-to-know-about-it/

[148] Wang Y et al. (2010). Vagal nerve regulation is essential for the increase in gastric motility in response to mild exercise. https://www.ncbi.nlm.nih.gov/pubmed/20948179#

[149] P. Norlén. et al. (2005). The vagus regulates histamine mobilization from rat stomach ECL cells by controlling their sensitivity to gastrin https://physoc.onlinelibrary.wiley.com/toc/14697793/2005/564/3

[150] Klein Hu, Ferrari GM. Vagus nerve stimulation: A new approach to reduce heart failure. https://www.ncbi.nlm.nih.gov/pubmed/21154273#

[151] Björn Vickhoff. Et al. (2013). Music structure determines heart rate variability of singers. https://dx.doi.org/10.3389%2Ffpsyg.2013.00334

[152] S.K. Kim, J. Kim, H.S. Woo, H. Jeong, H. Lee, B.I. Min, *et al.* Electroacupuncture induces Fos expression in the nucleus tractus solitarius via cholecystokinin A receptor signaling in rats.
Neurol Res., 32 (2010), pp. 116-119

[153] P.G. Guyenet. The sympathetic control of blood pressure. Nat Rev Neurosci., 7 (2006), pp. 335-346

[154] L.V. Borovikova, S. Ivanova, M. Zhang, H. Yang, G.I. Botchkina, L.R. Watkins, *et al.*

Vagus nerve stimulation attenuates the systemic inflammatory response to endotoxin.
Nature., 405 (2000), pp. 458-462

[155] K.J. Tracey. The inflammatory reflex. Nature., 420 (2002), pp. 853-859

[156] Wie He, et al. (2012). Auricular Acupuncture and Vagal Regulation. Hindawi Publishing Corporation. Evidence-Based Complementary and Alternative Medicine Volume 2012, Article ID 786839, 6 pages doi:10.1155/2012/786839

[157] D. Gupta, S. Verma, and S. K. Vishwakarma, "Anatomic basis of Arnold's ear-cough reflex," *Surgical and Radiologic Anatomy*, vol. 8, no. 4, pp. 217–220, 1986.

[158] A.Thakar,K.K.Deepak,andS.S.Kumar,"Auricularsyncope," *Journal of Laryngology and Otology*, vol. 122, no. 10, pp. 1115– 1117, 2008.

[159] L. Q. Zhou and B. X. Zhao, *Nomenclature and Location of Auricular Points*, Standard Publishing House, Beijing, China, 1st edition, 2008.

[160] S. Nomura and N. Mizuno, "Central distribution of primary afferent fibers in the Arnold's nerve (the auricular branch of the vagus nerve): a transganglionic HRP study in the cat," *Brain Research*, vol. 292, no. 2, pp. 199–205, 1984.

[161] Z. G. Mei, B. Zhu, Y. H. Li, P. J. Rong, H. Ben, and L. Li, "Responses of glucose-sensitive neurons and insulin-sensitive neurons in nucleus tractus solitarius to electroacupuncture at auricular concha in rats," *Zhongguo Zhen Jiu*, vol. 27, no. 12, pp. 917–922, 2007.

[162] X. Y. Gao, Y. H. Li, K. Liu et al., "Acupuncture-like stimulation at auricular point heart evokes cardiovascular inhibition via activating the cardiac-related neurons in the nucleus tractus solitarius," *Brain Research*, vol. 1397, pp. 19–27, 2011.

[163] A. J. Fallgatter, B. Neuhauser, M. J. Herrmann et al., "Far field potentials from the brain stem after transcutaneous vagus nerve stimulation," *Journal of Neural Transmission*, vol. 110, no. 12, pp. 1437–1443, 2003.

[164] Beniamina Mercante. Et al. (2018). Anatomo-Physiologic Basis for Auricular Stimulation. Med Acupunct. 2018 Jun 1; 30(3): 141–150. Published online 2018 Jun 1. doi: 10.1089/acu.2017.1254

[165] R. Henry, "Therapeutic mechanisms of vagus nerve stim- ulation," *Neurology*, vol. 59, no. 6, supplement 4, pp. S3–S14, 2002.

[166] Xin yao-Gao et al. 2008. Investigation of specificity of auricular acupuncture points in regulation of autonomic function in anesthetized rats. Autonomic Neuroscience: Basic and Clinical 138 (2008) 50–56

[167] Min-Ho Nam. Acupuncture Stimulation Induces Neurogenesis in Adult Brain. International Review on Neurobiology. Vol III. AP

[168] R. M. Saposlsky (2017). ¿Por qué las jirafas no tienen úlcera?. 3ra Edición. Alianza Editorial.

[169] Carlos L. Villar (1999). La lisoterapia. Sociedad Argentina de Lisadoterapia.

[170] Moltó Ripoll, J, P. Gustavo Country. (2019) Acupuntura y lisadoterapia, sinergia en la modulación y estimulación de los sistemas PNIE. Editorial PNA.

[171] Moltó Ripoll, Juan Pablo (2018). "Inmunología y Psiconeuroacupuntura" editorial PNA.

[172] Fernández Milani (1999) (editor) La lisoterapia. Sociedad Argentina de Lisadoterapia.
[173] Fausto y Mead (1989). Laboratory Investigation. 60:4-13
[174] Khomura M., Nio N., Ariyoshi Y. (1990). Agricultural Biológical Chemistry. 54:835
[175] Kost DP, (1990). Michalopoulos GK. Journal of Cellular Phycology. 144:122-127.
[176] Nijar MS., Chaudhary KC. (1991). Molecular and Cellular Biochemistry. 103:181-189
[177] Nijar MS., Khangura BS. (1988). Molecular and Cellular Biochemistry. 34:65-74
[178] Tsanev R. (1975). En Results and Problems in Cell Physiology. 144:122-27
[179] Curtis H. (1983). Biología. Editorial Paramericana
[180] Kempermann, G., & Kronenberg, G. (2003). depressed new neurons - Adult hippocampal neurogenesis and a cellular plasticity hypothesis of major depression. Biological Psychiatry, 54(5), 499–503. http:/doi. org/10.1016/S0006-3223(03)00319-6
[181] Moltó Juan Pablo, et al. (2019). "Acupuntura, Inflamación y Conducta",. IV Jornadas de Investigación en el área de la salud. Oporto.
[182] Belmaker, R. H., & Agam, G. (2008). Major depressive disorder. The new England Journal of Medicine, 358(1), 55–68. http:/doi.org/10.1056/nEJMra073096
[183] Lee, B. H., & Kim, Y. K. (2010). The roles of BdnF in the pathophysiology of major depression and in antidepressant treatment. Psychiatry Investigation, 7(4), 231–235. http:/doi.org/10.4306/ pi.2010.7.4.231
[184] Hayley, S., Poulter, M. O., Merali, Z., & Anisman, H. (2005). The pathogenesis of clinical depression: stressor- and cytokine-induced alterations of neuroplasticity. neuroscience, 135(3), 659–78. http:/doi.org/10.1016/j.neuroscience.2005.03.051
[185] Song, C., Merali, Z., & Anisman, H. (1999). Variations of nucleus accumbens dopamine and serotonin following systemic interleukin-1, interleukin-2 or interleukin-6 treatment. neuroscience, 88(3), 823–836. http:/doi.org/10.1016/S0306-4522 (98)00271-1
[186] Cristina V. E. (2017). Efectos antiinflamatorios de la estimulación de acupuntura vía nervio vagoAnti-inflammatory effects of acupuncture stimulation via the vagus nerve. https://www.sciencedirect.com/science/journal/18878369/11/1.
[187] Alberto Perez Sanmartín. (2015). El 36 de Estómago "punto maestro de la inmunidad". https://www.sciencedirect.com/science/journal/18878369
[188] Bryan Leonard (2003). Estrés, citoquinas y depresión. "Simposio Internacional de la Asociación Mundial de Psiquiatría". Córdoba. Argentina.
[189] Alberto Perez Sanmartín. (2015). El 36 de Estómago "punto maestro de la inmunidad". https://www.sciencedirect.com/science/journal/18878369

[190] Zhang H, Guo H, Zhang YC, Liu M, Ai K, Su YM, Li MH, Li TL.(2014)."Effect of manual acupuncture stimulation of "Baihui" (GV 20) and "Dazhui" (GV 14) on contents of 5-HT, dopamine and ACh and expression of 5-HT mRNA, DA mRNA and AChE mRNA in the hippocampus in methamphetamine addiction rats" .Zhen Ci Yan Jiu. 2014 Oct;39(5):362-6

[191] Wang Q. et al (2012): "Electroacupuncture pretreatment attenuates cerebral ischemic injury through α7 nicotinicacetylcholine receptor-mediated inhibition of high-mobility group box 1 release in rats". J Neuroinflammation. 2012 Jan 26;9:24. doi: 10.1186/1742-2094-9-24.

[192] Austin M., Mitchell, P., Goodwin, G (2001). Cognitive deficits in depression. British Journal of Psychiatry 178-20001,200

Terminado el 28 de julio del 2019 en la Ciudad de Mexico.

Contacto con el autor:

Wapp +34 607861099
direccion@psiconeuroacupuntura.com

www.psiconeuroacupuntura.com
www.acupunturacientifica.com

La copia de este material esta protegida por derechos de autor®.

www.ingramcontent.com/pod-product-compliance
Lightning Source LLC
Chambersburg PA
CBHW021819170526
45157CB00007B/2645